ENTEÓGENOS
MEDIAÇÕES ECOLÓGICAS E SEMIÓTICAS

Editora Appris Ltda.
1.ª Edição - Copyright© 2024 dos autores
Direitos de Edição Reservados à Editora Appris Ltda.

Catalogação na Fonte
Elaborado por: Josefina A. S. Guedes
Bibliotecária CRB 9/870

E613e 2024	Enteógenos: mediações ecológicas e semióticas / Henrique de Oliveira Lee, Takeshi Goto (orgs.). – 1. ed. – Curitiba: Appris, 2024. 179 p. ; 23 cm. – (Geral). Inclui referências. ISBN 978-65-250-5125-3 1. Alucinógenos. 2. Agentes Psicodélicos. 3. Drogas I. Lee, Henrique de Oliveira. II. Goto, Takeshi. III. Título. IV. Série. CDD – 304.8

Livro de acordo com a normalização técnica da ABNT

Appris
editora

Editora e Livraria Appris Ltda.
Av. Manoel Ribas, 2265 – Mercês
Curitiba/PR – CEP: 80810-002
Tel. (41) 3156 - 4731
www.editoraappris.com.br

Printed in Brazil
Impresso no Brasil

Henrique de Oliveira Lee
Takeshi Goto
(orgs.)

ENTEÓGENOS
MEDIAÇÕES ECOLÓGICAS E SEMIÓTICAS

Appris
editora

Curitiba, PR

2024

FICHA TÉCNICA

EDITORIAL
Augusto Coelho
Sara C. de Andrade Coelho

COMITÊ EDITORIAL
Ana El Achkar (Universo/RJ)
Andréa Barbosa Gouveia (UFPR)
Antonio Evangelista de Souza Netto (PUC-SP)
Belinda Cunha (UFPB)
Délton Winter de Carvalho (FMP)
Edson da Silva (UFVJM)
Eliete Correia dos Santos (UEPB)
Erineu Foerste (Ufes)
Fabiano Santos (UERJ-IESP)
Francinete Fernandes de Sousa (UEPB)
Francisco Carlos Duarte (PUCPR)
Francisco de Assis (Fiam-Faam-SP-Brasil)
Gláucia Figueiredo (UNIPAMPA/ UDELAR)
Jacques de Lima Ferreira (UNOESC)
Jean Carlos Gonçalves (UFPR)
José Wálter Nunes (UnB)
Junia de Vilhena (PUC-RIO)

Lucas Mesquita (UNILA)
Márcia Gonçalves (Unitau)
Maria Aparecida Barbosa (USP)
Maria Margarida de Andrade (Umack)
Marilda A. Behrens (PUCPR)
Marília Andrade Torales Campos (UFPR)
Marli Caetano
Patrícia L. Torres (PUCPR)
Paula Costa Mosca Macedo (UNIFESP)
Ramon Blanco (UNILA)
Roberta Ecleide Kelly (NEPE)
Roque Ismael da Costa Güllich (UFFS)
Sergio Gomes (UFRJ)
Tiago Gagliano Pinto Alberto (PUCPR)
Toni Reis (UP)
Valdomiro de Oliveira (UFPR)

SUPERVISORA EDITORIAL
Renata C. Lopes

ASSESSORIA EDITORIAL
Jibril Keddeh

REVISÃO
Monalisa Morais Gobetti

PRODUÇÃO EDITORIAL
Daniela Nazario

DIAGRAMAÇÃO
Jhonny Alves dos Reis

CAPA
Lívia Weyl

ILUSTRAÇÃO DA CAPA
Thaís Fernanda Rocha Magalhães

REVISÃO DE PROVA
Sabrina Costa

SUMÁRIO

INTRODUÇÃO

Este livro resulta da concretização de alguns encontros entre pesquisadores do campo da Antropologia Social, da Psicologia Clínica e da Teoria Literária do Brasil e do Japão cujo ponto de interesse comum — e ponto de partida deste diálogo, que mais tarde se estendeu para outras temáticas vizinhas — foi o interesse científico e pessoal, de cada respectivo(a) pesquisador(a) pelas práticas envolvendo o uso de substâncias enteógenas em contextos religiosos e comunitários em suas perspectivas semióticas e ecológicas.

Primeiramente seria necessário um breve esclarecimento sobre o título do livro. Adota-se neste conjunto de trabalhos a nomenclatura "enteógenos" ou substâncias enteogênicas, com o intuito de, em alguma medida, ressaltar a interdependência entre o processo de objetificação da substância e as realidades sociais, linguísticas, históricas e religiosas que a cercam. No entanto, é preciso advertir que não há um pensamento homogêneo sobre o termo entre os autores. Alguns dos trabalhos irão justamente questionar em que medida o termo enteógeno implica tacitamente em um certo "naturalismo-substancialista", que seria a reafirmação na crença de uma divisão transcultural e objetiva entre natureza e cultura, um sério obstáculo epistemológico para o pesquisador que pretenda construir uma visão culturalmente abrangente sobre um conjunto de práticas religiosas.

O termo "enteógeno" aparece pela primeira vez em 1979 num periódico chamado *Journal of Psychedelic Drug* em que os autores Ruck, Bigwood, Staples, Ott e Wassen assinam um brevíssimo artigo com o título "Enteógeno" em que elucidam as motivações para o estabelecimento dessa nova terminologia. Em primeiro lugar, os autores pretendem se desvencilhar de cargas semânticas indesejáveis presente nos termos "alucinógenos" e "psicodélicos" para descrever uma categoria de substâncias que estão em caráter trans-substanciado com uma deidade. "No grego *entheos* significa literalmente 'deus dentro' e era utilizada para descrever a condição que se segue quando se é inspirado ou possuído pelo deus que adentrou o corpo" (RUCK *et al.*, 1979, p. 146, tradução nossa). Nesse sentido a palavra "consumir" poderia não se aplicar a esses modos de relações ecológicas. Não se trata de "consumir" uma substância, como se o sujeito consumisse uma substância que permanece passiva. Antes pelo contrário, aquilo que poderíamos chamar de substâncias são descritas em seus respectivos contextos semióticos como divindades que podem, adentrar e agenciar o corpo sujeito por meio de um encontro ritualizado. A categoria "enteógenos" parece ser, entre as classificações disponíveis, aquela que poderia de modo mais satisfatório abranger modos de existência não fundamentados pela separação estrita entre natureza e cultura, pois pressupõe essa indissociabilidade entre contexto cultural e substância.

Os estudos aqui presentes articulam perspectivas ecológicas e semióticas, pois abordam a construção de artefatos simbólicos que emergem da experiência enteógena, bem como o modo pelo qual tais artefatos simbólicos produzem certas transformações das relações semióticas dos sujeitos humanos, e consequentemente, produzindo impactos em seus modos de constituir sentido e autonarração. Essas transformações operadas nas relações semióticas, por sua vez, também impactam nas relações ecológicas, já que esse sujeito que emerge da experiência enteógena, articula em níveis individuais e coletivos novas narrativas que determinam os modos específicos de relação consigo mesmo, com outros sujeitos humanos, com as plantas, com os animais, enfim, com o cosmos.

Os organizadores deste livro se conheceram durante uma sessão de Concentração do Santo Daime da Igreja Mestre Irineu em Várzea Grande (MS). Durante sua estadia no Brasil, ainda no ano de 2014, o antropólogo social Takeshi Goto conheceu a ayahuasca pela primeira vez por meio do Santo Daime em Brasília, no Céu do Planalto. Desde então, paralelamente à realização do seu trabalho de campo junto ao Movimento dos Sem-Terra no Mato Grosso, ele passou a visitar assiduamente casas ayahuasqueiras do Santo Daime, União do Vegetal e Centro de Cultura Cósmica em Brasília e no Mato Grosso. O pesquisador, professor e psicólogo clínico Henrique Lee, em 2014, morava no estado de Mato Grosso há dois anos, já era um praticante do Santo Daime desde o ano de 2005, tendo recebido a sua estrela na Igreja Flor de Jagube em Minas Gerais. Ao conhecer o cenário ayahuasqueiro de Mato Grosso, Henrique Lee deparou-se com uma variedade de novas práticas e sincretismos, havendo travado conhecimento, por coincidência, com as mesmas casas pelas quais Goto havia passado.

A partir do encontro casual entre os dois pesquisadores numa casa daimista, inaugurou-se uma rede informal, um movimento de discussões e encontros, entre os pesquisadores representados nesta coletânea, que tomou lugar por meio de reuniões periódicas em espaços virtuais e presenciais.

Em novembro de 2018, por ocasião da realização do estágio pós-doutoral, o professor Henrique de Oliveira Lee realizou um ciclo de apresentações na Universidade de Waseda intitulado *"Enteogens and religious experience: a Brazilian perspective"* a partir do convite do professor Takashi Aso, a quem agradecemos imensamente o apoio, que era à época o diretor do Programa de Pós-Graduação em Estudos de Comunicação e Cultura Internacional de Waseda. Durante essa ocasião, os organizadores deste livro puderam se encontrar presencialmente para sessões de partilha de material de pesquisa sobre enteógenos, bem como serem acolhidos pela comunidade daimista do Céu do Japão, durante os seus trabalhos.

A experiência desses encontros também nos tornou conscientes da tarefa de tradução envolvida nesse processo, limites e diferenças entre os nossos campos semânticos, nossas gramáticas, nossos modos de ler e fazer teoria. A tradução, apesar de não constar no título deste livro, é uma das chaves de leitura dos trabalhos aqui reunidos. O linguista Roman Jakobson fala da existência de no mínimo três tipos de tradução: 1) tradução interlingual; 2) tradução intralingual ou reformulação; e 3) tradução intersemiótica.

A tarefa da tradução envolvida neste projeto articulou esses três tipos de tradução. A tarefa da tradução interlingual, que é a mais óbvia neste esquema, esteve presente nos encontros de discussão e na intensa triangulação linguística entre japonês-inglês-português para a construção e estabelecimento destas versões em língua portuguesa. A tarefa de tradução intralingual constituiu um outro desafio, considerando as distintas perspectivas disciplinares em jogo — a Antropologia, a Psicologia Clínica e Teoria Literária —, seus campos semânticos e conceituais próprios, foi nos exigido um trabalho de tradução conceitual que só pode se efetivar por um tempo de leitura mútua, conversas sobre a conversa e traduções de tradução. Isso talvez possa justificar um largo período de tempo desde quando estes textos começam a ser escritos, até o momento em que se apresentou uma versão final e ainda mais tarde a depois da sua publicação.

Há também como problema difuso relativo à tradução intersemiótica, que Jakobson define como "interpretação dos signos verbais por meio de sistemas de signos não-verbais" (2003, p. 65). Poderíamos pensar também, inversamente, uma tradução de sistemas de signos não verbais em signos verbais.

Partindo da ideia de uma tradução intersemiótica, poderíamos pensar em um sentido mais amplo em uma "tradução cultural". A história do uso de enteógenos, desde as evidências arqueológicas até os dias de hoje, poderia ser descrita como um processo de tradução de práticas culturais das quais as substâncias enteógenas são parte, tradução dos sistemas simbólicos e circuitos afetivos que estruturam essas práticas. Se entendermos que cada cultura constitui um sistema semiótico distinto — tal como Roland Barthes concebeu a noção de cultura no exercício de tradução semiótica que toma lugar no seu livro *Império dos Signos* (1972) —, a tradução intersemiótica é processo por meio do qual se dá a interpretações de símbolos, cosmologias, gestos, música, formas de identificação e pertencimento, formas de autonarração e autoentendimento de uma cultura por outra. Não podemos nos esquecer ainda de que esses processos históricos de deslocamento e tradução pelo qual as práticas com substâncias enteógenas são submetidas, emergem no contexto de um sistema colonial, do encontro entre o colonizador e o povo autóctone e as relações de poder que permearam este encontro, exatamente nessa fronteira entre culturas autóctones e a "modernidade ocidental". Até se fazer presente contemporaneamente, entre nós, por meio dos modos agenciamentos das sociedades capitalistas globalizadas.

Tanto no Brasil quanto no Japão, como em diversas outras sociedades inseridas numa economia globalizada, predomina o paradigma proibicionista sobre o uso de substâncias psicoativas. Nesses contextos, práticas com substâncias psicoativas possuem invariavelmente o estatuto de ilegalidade. Tais substâncias tornam-se tema de debate público sempre que associadas aos problemas de ordem pública, seja como problema de saúde, problema moral ou de segurança pública. Portanto, por mais que cada um destes trabalhos estabeleça como objetivo conhecer um pouco sobre o contexto simbólico de uso de substâncias psicoativas em diversas culturas distintas, por reflexo, estes trabalhos, cada um à sua maneira, acabam por revelar certas limitações epistemológicas no caminho da compreensão do uso dessas substâncias psicoativas em outras culturas, e assim ganha relevo, justamente, o paradigma pelos quais a nossa própria "civilização" compreende o seu próprio consumo de substâncias psicoativas na grandes sociedades urbanas ocidentais.

Em sociedades como as nossas, seja no Brasil ou no Japão, a droga é um objeto construído por meio do discurso da ciência, e como tal, é concebido a partir de um paradigma naturalista substancialista. Portanto, a ideia mesma de conceber uma "substância" enteogênica abre uma série de problemas terminológicos que refletem também diferenças ontológicas. Basta um breve exame das diversas classificações que fornecemos às substâncias consumidas por humanos com finalidades de produção de efeitos de alteração mental ou espiritual, para vislumbrarmos certas limitações da nossa metafísica e epistemologia. A rigor, a própria expressão "consumo" já nos remete a um modo de relação com essas "substâncias" que não corresponderia aos modos pelos quais outras culturas podem vir a descrever o encontro entre elas e humanos. Nomenclaturas como "substância psicoativa", "substância alucinógena", "substância psicodélica" ou "substância enteógena", apesar de apontarem para o deslocamento de sentido que a substância irá adquirir de acordo com cada um de seus contextos culturais correspondentes, tomam como um dado, tacitamente garantido, a oposição entre Cultura e Natureza como campos ontológicos bem distintos. Bruno Latour (1994), ao questionar a partilha ocidental dos domínios da natureza e da cultura, argumenta que a natureza tem sido definida pelos ocidentais como uma dimensão objetiva do mundo, a qual os sujeitos, a linguagem e a cultura são exteriores. As culturas correspondem, dessa forma, a interpretações subjetivas desse substrato objetivo. O que esse sistema permite, segundo Latour, é classificar todas as demais culturas numa espécie de museu antropológico, com exceção da nossa própria, que desempenha o papel de definir o que é a Natureza, fornecendo assim os princípios taxonômicos pelos quais classificaremos as demais culturas. É neste papel de "classificador de classificações", atribuído à cultura ocidental globalizada, que reside o etnocentrismo mais sutil e insidioso, aquilo que Latour chama de "relativismo incompleto", ou seja, nossa capacidade de reconhecer a diferença desde que assimilada a um esquema segundo o qual seja possível manter supostamente separados os domínios da natureza e da cultura, estabelecendo um referente único e inequívoco para a primeira .

Nas sociedades ocidentais, por mais que essas categorias elencadas — "substância psicoativa", "substância alucinógena", "substância psicodélica" ou "substância enteógena" — possam ser sensíveis às diferenças entre os contextos culturais, todas elas partem, sem exceção, do pressuposto "naturalista", de um conceito de natureza como campo ontológico distinto da cultura, como realidade físico-química objetivável. No caso, quando nos referimos ao uso de substâncias, poderíamos chamar este pressuposto naturalista por seu sinônimo e falar de um pressuposto substancialista, que significa um modo de enquadrar e narrar este encontro entre agentes humanos e não humanos com ênfase na substância, que é vista, na maioria das vezes, como um agente cujo consumo humano pode até ser afetado pelos contextos simbólicos e culturais, mas que pressupõe uma substância de natureza bioquímica que é idêntica a si mesma e universal. Portanto, ao chamarmos determinadas práticas em certas sociedades de "consumo de substâncias psicoativas", utilizamos um modo de nomear e classificar uma determinada prática cultural que é tributária da visão substancialista ou naturalista. Ou seja, em nosso senso comum, somos até capazes de admitir que os efeitos dessas substâncias possam variar de acordo com contextos culturais, desde que possamos manter intacto o pressuposto de que a "substância" é definida por suas propriedades bioquímicas, como algo natural e idêntico a si mesmo. O antropólogo Philippe Descola (1996), ao elaborar sobre o valor heurístico da distinção entre Natureza e Cultura para o campo da Antropologia, constata que cada vez mais há consenso entre os Antropólogos de que o conceito de "Natureza" é socialmente construído e varia segundo determinações históricas e sociais. Esse consenso foi construído a partir da crítica da metafísica Ocidental empreendida por diversos trabalhos etnográficos, entre eles o de Bruno Latour (1994). O que essa crítica tem demonstrado é a inadequação deste esquema binário na compreensão de certas culturas como as ameríndias que parecem ter se constituído, como demonstra Eduardo Viveiros de Castro (1996), sob pressupostos que invertem o naturalismo ocidental. Enquanto esta última "se apoia na implicação mútua entre a unicidade da natureza e a multiplicidade da cultura [...] a concepção ameríndia suporia, ao contrário, uma unidade do espírito e uma diversidade dos corpos" (VIVEIROS DE CASTRO, 2020, p. 303). O preconceito naturalista também acarretaria certa divisão do trabalho no campo da investigação antropológica entre "etnobiólogos que confinam suas ambições ao estudo das taxonomias autóctones e de tipos vivos naturalmente existentes, enquanto a Antropologia Simbólica vem devotando a sua atenção para elucidar a lógica das cosmologias nativas" (DESCOLA, 1996, p. 83). Mas justamente esta divisão de trabalho antropológico apontado por Descola nos revela uma dinâmica de distinção entre identidade e alteridade, o Mesmo e o Outro. Descola aponta que um traço comum entre toda conceitualização do não humano nas mais diversas culturas está no fato de que ela é sempre predicada em relação ao domínio humano e social.

> Isto leva tanto a modelos sociocêntricos, no qual categorias e relações sociais são utilizadas como um tipo de moldura mental para o ordenamento do cosmos, ou a um universo dualístico, como é o caso das cosmologias ocidentais, no qual a natureza é definida negativamente como uma parte ordenada da realidade que existe independentemente da ação humana. Seja operando por inclusão ou exclusão, a objetificação social de não-humanos não pode ser desarticulada da objetificação dos humanos. Ambos os processos

> são diretamente informados pela configuração de ideias e práticas de onde toda sociedade retira seus conceitos de si e de outro. (DESCOLA, 1996, p. 86, tradução nossa).

Esses modos de identificação de si e do outro presentes em cada cultura, esses modos de conceber os domínios da "natureza" e da "cultura", têm grandes consequências para as questões abordadas neste livro. Pois analisar contextos culturais do encontro entre humanos e as "substâncias", implica compreender a maneira como tanto o "humano" como a "substância" são socialmente objetivados. Um caso paradigmático da objetificação social de não humanos nos é fornecido pelo caso da ayahuasca. A ayahuasca é atualmente o enteógeno mais consumido no mundo, apesar de ter ficado globalmente conhecido pelo nome em língua quéchua, cuja tradução mais corrente é "cipó dos mortos" ou "cipó das almas". O antropólogo Plutarco Naranjo (1983) acrescenta sua interpretação de que esse nome seria um neologismo em língua quéchua difundido nos séculos 18 e 19 (NARANJO, 1983, p. 96).

Por razões que não conseguiríamos dar conta nesta breve introdução, ayahuasca foi o nome que prevaleceu na contemporaneidade global e científica para denominar de modo genérico a substância resultante da cocção de espécies de cipó inibidor da MAO e uma planta rica em harmalina. O etnógrafo Carlos Eduardo Luna (1986, p. 171) compilou uma lista com mais de 42 nomes distintos de substâncias consideradas "análogas" ou "idênticas" à ayahuasca utilizada por mais de 72 povos distintos na região amazônica. Do ponto de vista da crença naturalista trata-se da mesma "substância", entretanto, seria necessário considerar que cada uma dessas nomenclaturas descortina um universo único, descrevendo um agente distinto, dentro de uma cosmogonia e mitos de origem específicos, desempenhando papéis sociais também específicos e distintos em seus respectivos contextos de uso, portanto, com mediações semióticas e ecológicas únicas.

Em "O riso é remédio: humor e cura nos Encontros de Peyote entre os Navajo", de Kohei Watanabe, narram-se os encontros para uso de Peyote a partir da perspectiva da filosofia implícita do povo Navajo. Entre os Navajo, explica-nos Watanabe, "hózhǫ é um termo que significa 'tudo (hó)', ou seja, humanos, espíritos e meio ambiente, em harmonia ou beleza (zh0). Acredita-se que um abalo do hózhǫ possa causar doença ou desastre". O hózhǫ é uma espécie de homeostase entre todos os seres, humanos, animais, montanhas, rios, pedras, ou seja, certo equilíbrio dinâmico da interdependência e a interconexão entre todos os seres que deve ser buscada por meio de práticas cotidianas e rituais. O riso aparece como elemento fundamental, aquilo que é capaz de provocar o riso que cura, nem tudo é capaz de suscitá-lo, não se ri de qualquer coisa. Cada sistema cultural constrói seus limites para o risível e dizível. O riso justamente é o elemento que desvela o caráter de arbitrariedade e convenção sob o qual está constituído o mundo humano. Watanabe realiza uma rica análise semiótica da filosofia implícita dos Navajo, seu sistema de compreensão da cura e da doença, suas formas de autonarração.

Em "Uma abordagem Fenomenológica e Budista do Processo Psicológico no Neoxamanismo Amazônico", de Yuichi Ishikawa, há um corajoso relato em primeira pessoa em que o autor adota uma perspectiva fenomenológica de descrição e autodescrição. Esse processo de descrição é tensionado em seu horizonte por uma tentativa de tradução de mundos e conceitos. A experiência pessoal do autor no Neoxamanismo Amazônico é inquirida e traduzida pelo referencial conceitual do Budismo Primitivo, fornecendo uma interpretação bastante singular dos elementos da experiência religiosa com ayahuasca.

Se por um lado, este conjunto de trabalhos realiza uma crítica ao naturalismo e ao materialismo ingênuo presente na abordagem exclusiva-mente substancialista dos enteógenos, de outro, tampouco seria acurado aderir a uma espécie de idealismo linguístico-semiótico que deixaria de lado aspectos da reprodução material da cultura ayahuasqueira.

É nesse sentido que caminha o trabalho de Takeshi Goto, "Jardinagem Amazônica como prática ecológica-humana das novas religiões ayahuas-queiras", procurando explorar o modo como a experiência de transformação material do ambiente, por meio do plantio das plantas mestras para produção da ayahuasca, estabelece uma rede entre os agentes humanos, as plantas e seus modos de relação e transformação recíproca. Por meio da Teoria Ator-Rede (TAR), Takeshi Goto propõe um modelo para se descrever a articulação recíproca entre realidade linguístico-simbólica e corporeidade. Esse campo de articulação recíproca entre linguagem e corporeidade seria justamente o que engendra a dimensão ecológica, que existe por meio dos elementos semióticos. A noção de ecologia está sendo entendida no sentido atribuído pelo biólogo e antropólogo Gregory Bateson, como problema relacionado à percepção ética e estética que define nossa relação com outros seres.

Em "Atos de fala e aspectos comunicacionais da liturgia: canto e silêncio no ritual do Santo Daime", o psicanalista e professor Henrique de Oliveira Lee e seus colaboradores abordaram aspectos da materialidade textual da liturgia do Santo Daime enfatizando a ideia de uma articulação indissociável entre canto e silêncio na performatividade do texto litúrgico dessa religião. A função estética do silêncio é investigada bem como seu papel na eficácia simbólica do ritual. Uma vez que a liturgia possa ser estabelecida enquanto um texto, balizas teóricas dos estudos linguísticos e literários são mobilizadas a fim de descrever o caráter semiótico da experiência religiosa no contexto do Santo Daime.

"Memorando de entrevista com o réu Aoi Garasu: o primeiro caso judicial sobre uso de substância análoga à ayahuasca no Japão" apresenta estratos comentados de entrevistas com o jovem escritor japonês Aoi Garasu, realizadas pelo professor e antropólogo Tatsu Hirukawa. Esse texto nos oferece um insight sobre o percurso desse jovem até a sua prisão bem como o modo como sua atitude inusitada desafiou a lógica do sistema judicial japonês ao insistir no poder curativo da substância análoga à ayahuasca. Trata-se ainda da exposição de uma constelação teórico-semiótica que nos fornece um testemunho sobre formas de autonarração e subjetivação de parte da juventude japonesa contemporânea, comumente conhecida como otaku.

Em "Mitos coletivos, narrativas individuais: observações antropológicas sobre o Santo Daime na baixada cuiabana", as pesquisadoras Flávia Carolina da Costa e Ana Carolina Magalhães Rocha realizam uma abordagem etnográfica por meio de entrevistas e observação participante procurando identificar as formas pelas quais os participantes do Santo Daime estabelecem os paralelos entre os mitos coletivos do grupo e suas narrativas individuais, focando sobretudo, as formas de compreensão dos exercícios de purificação que, no entendimento desses sujeitos, podem trazer saúde física e emocional para suas vidas.

Cada um dos capítulos reflete os posicionamentos que cada um dos autores possui, sendo eles inteiramente responsáveis pelos elementos que defendem em seus textos. Mesmo entre os organizadores deste livro existem divergências que foram o motor de debates acalorados mas que não impediram a realização deste trabalho coletivo e certamente continuará a impulsionar diálogos entre nosso grupo de pesquisadores.

Por fim, nós, os organizadores, gostaríamos de registrar agradecimentos a todos aqueles que tornaram possível a concretização deste trabalho. Primeiramente, agradecemos aos autores dos capítulos por nos haver confiado seu material, pela paciência e pela assistência durante o processo de tradução dos artigos. Agradecemos também o apoio financeiro e pessoal para a realização deste livro concedido pelo Programa de Pós-Graduação em Psicologia da Universidade Federal de Mato Grosso, em especial à coordenadora, professora Paola Alves Biasoli. Agradecemos à *Sasakawa Peace Foundation*, à *Shibusawa Foundation for Ethnological Studies*, e à *Japanese Society for the Promotion of Science* (JSPS) (os números de projeto: 22K13261 e 23KJ2108), pelo apoio financeiro às viagens de campo do pesquisador Takeshi Goto. Agradecemos ao *Comparative Literature Department* na University of California at Irvine, por acolher o pesquisador Henrique Lee durante a realização de sua pesquisa de pós-doutorado e pela interlocução com o professores Rei Terada, Eyal Amiran, Gabi Schwab, Laura Klein, Herschel Farbman. Agradecemos ao Programa de Pós-Graduação em Estudos de Comunicação e Cultura Internacional da Universidade de Waseda em Tóquio, especialmente seu diretor, o professor Takashi Aso. Agradecemos pelo trabalho de traduções do inglês e português realizado pelo professor doutor Geraldo Caffaro. Agradecemos aos pesquisadores e discentes do Laboratório de Psicanálise Subjetividade e Linguagem da UFMT, pelo apoio nas diversas tarefas de organização, em especial à professora doutora Dolores Aparecida Garcia, a Natanael Alexandre Naramoto Palazin, Edney Santana, Julia Vilela e Maria Clara Jardim Duarte.

REFERÊNCIAS

BARTHES, Roland. **Império dos signos**. São Paulo: Martins Fontes, 2006.

DESCOLA, Philippe. Constructing natures: symbolic ecology and social practice. *In*: DESCOLA, Philippe; PÁLSSON, Gísli (ed.). **Nature and Society**. London: Routledge, 1996. p. 82-102.

JAKOBSON, Roman. **Linguística e Comunicação**. São Paulo: Editora Cultrix, 2003.

LATOUR, Bruno. **Jamais fomos modernos**: ensaio de Antropologia simétrica. Tradução de Carlos Irineu da Costa. Rio de Janeiro: Ed. 34, 1994.

LUNA, Carlos Eduardo. **Vegetalismo shamanism** among the mestizo population of the peruvian Amazon. Tese de doutorado. Stockholm University: Studies in Comparative Religion, 1986.

NARANJO, Plutarco. **Ayahuasca**: etnomedicina y mitologia. Quito: Edicciones Libri Mundi, 1983.

RUCK, Carl *et al*. Entheogens. **Journal of Psychedelic Drugs,** v. 11, n. 1-2, p. 145-146, 1979.

VIVEIROS DE CASTRO, Eduardo. **A inconstância da alma selvagem** e outros ensaios de antropologia. São Paulo: Ubu editora, 2020.

CAPÍTULO 1

O RISO COMO REMÉDIO: HUMOR E CURA NOS ENCONTROS DE PEYOTE ENTRE OS NAVAJO

Kohei Watanabe

Introdução

Na manhã de um fim de semana após o término da cerimônia que se estendeu por toda a noite, os participantes e seus parentes se reuniram para um banquete comunitário. É um momento de confraternizar, um momento para os participantes contarem piadas. Assim que as piadas são contadas, com as reverberações do encontro ocorrido durante a noite e a intimidade que se estabeleceu ali, há bastante riso, e os participantes criam uma "harmonia" do riso coletivo. Essa é a cena de uma cerimônia ou "encontro peyote" (*peyote meeting*) de *Azee' Bee Nahaghá* da Nação Diné (Igreja dos Nativos Norte-Americanos da Nação Navajo).

Takei observa que o desaparecimento ou alívio do sofrimento causado pela doença e pelos sintomas que a acompanham é comumente usado como critério para a avaliação da eficácia da etnomedicina (TAKEI, 1993). Na pesquisa do autor, o riso em rituais religiosos está associado à cura. Andy[1], um xamã (em seus 50 anos, sexo masculino), disse a mim:

> *Há muito tempo atrás, eu pensei, que as Entidades Sagradas, enquanto estiveram por aqui, não eram humanas. Essas Entidades lá do outro lado, elas realizam a cerimônia. É bem sério, tanta seriedade, sabe, todos estão sob o controle das leis. E não funcionava. O paciente só piorava. O paciente não estava recebendo a cura. Aí chegou um coiote, e eles vieram aqui, ele disse, vamos entrar no clima de humor.*

Após isso, o ritual funcionou. Desde então, para o ritual de cura, o riso também é necessário. Em seguida, o xamã disse:

> *Pelo menos 75% dessa cerimônia é riso... é humor. Daí, apenas 25 % daqui até lá, é sério [...] O coiote traz o humor. E em uma cerimônia*

---

[1] Os nomes neste trabalho são ficcionais.

sempre há uma equipe engraçada. E então 75% aqui, 25 % lá é realmente sério, a parte que ninguém gosta, você ri lá 75% mas não se diverte aqui. Aqui é coisa séria. É preciso esse 100% para a cura. Você não consegue a cura sem o lado de cá. Sem riso... sem cura!

O objetivo deste trabalho é discutir como o riso cura as pessoas que sofrem.

1. Humor, Cura e Resiliência

Nesta seção, o foco é o humor como um padrão de resposta ao sofrimento. Consideramos a discussão de Douglas sobre a mudança da percepção por meio do riso. Tendo como referência a discussão sobre o humor em Freud (1916) e Bergson (1926), Douglas afirma que uma piada é "um jogo sobre a forma". Ela diz que é a justaposição de padrões aceitos sobre uma situação dada a um padrão diferente (DOUGLAS, 1968, p. 365). Ela acrescenta:

> (A) piada simplesmente permite oportunidade para perceber que um padrão aceito não é da ordem do necessário. A excitação que dela advém é a sugestão de que qualquer ordenamento particular da experiência pode ser arbitrário e subjetivo. É frívolo no sentido que não produz nenhuma alternativa real, somente um sentimento estimulante de liberdade da forma em geral (DOUGLAS, 1968, p. 365).

Em piadas espontâneas, a situação em si é o recurso para a piada[2] (DOUGLAS, 1968, p. 365). As condições sociais subjacentes são as estruturas e valores hierárquicos da sociedade. As piadas sugerem que os padrões dominantes, que são aceitos, são construídos arbitrariamente, e elas desafiam os padrões dominantes. Contudo, piadas que desafiam certos valores são inaceitáveis (DOUGLAS, 1968, p. 365-366). Mary Douglas segue dizendo que "devemos perguntar quais são as condições sociais para uma piada ser tanto compreendida quanto permitida" (DOUGLAS, 1968, p. 366).

Douglas diz que as piadas trazem "um sentimento estimulante de liberdade da forma como um todo" e também um sentido de unidade. Este trabalho focaliza o humor e as piadas como justaposição de outros padrões sobre o padrão dominante e como esse sentimento de "liberdade da forma como um todo" molda a vida do povo Navajo, especialmente quando eles estão sofrendo.

---

[2] Piadas espontâneas acontecem quando se organiza uma situação como um padrão de piadas (DOUGLAS, 1968, p. 365).

Kleinman e Kleinman argumentam que entender a experiência social do sofrimento requer uma identificação com os padrões sociais que determinam como os indivíduos agem sob circunstâncias difíceis, como eles respondem à adversidade, e o papel das relações sociais na experiência do sofrimento (KLEINMAN; KLEINMAN, 1997, p. 2). O humor é geralmente discutido em relação ao alívio do sofrimento. Frank identifica quatro narrativas ideais que buscam restaurar a ordem que foi abalada por sofrimento decorrente de doença ou enfermidade. Essas narrativas constituem um padrão de respostas possíveis ao sofrimento: narrativas de compensação, narrativas do caos, narrativas de busca, e as de testemunho. Neste trabalho, irei dar ênfase à narrativa de busca. A narrativa de busca ou de investigação é uma narrativa sobre a procura por uma nova forma de ser enquanto pessoa doente e, como consequência, uma narrativa sobre encontrar novas formas de vivenciar o sofrimento (FRANK, 1995). Uma dessas novas formas de vivenciar o sofrimento é transformar o reconhecimento do sofrimento com a ajuda do humor, o que permite ao indivíduo sobreviver a situações críticas, transformando a vivência do sofrimento em algo diferente (FRANK, 1995, p. 125).

Porém há uma ênfase no esforço individual dos sujeitos morais nessa "busca" por novas formas de ser uma pessoa doente, e há pouca consideração sobre o papel que outras pessoas ou fatores socioeconômicos podem exercer no processo de busca (NOJIMA, 2018). A mudança por meio do humor não é algo que possa ser alcançado por um indivíduo isolado, mas deve acontecer junto aos outros. A presença dos outros que riem conosco é importante.

O elo entre humor e cura nas relações sociais é observado nas discussões sobre resiliência comunitária. Resiliência é "a habilidade de superar o stress e resgatar a saúde mental e o bem estar após a experiência da adversidade", e, recentemente, essa palavra passou a ser pensada como "o resultado de processos regulatórios que promovem adaptação positiva não apenas em circunstâncias extremas de adversidade, mas também de esforço e stress em situações normais, do dia a dia" (GOODKIND *et al.*, 2012, p. 1020). A psicologia tem muitas vezes identificado a resiliência como uma capacidade individual. Recentemente, os pesquisadores têm ressaltado a resiliência comunitária, que enfatiza "como as pessoas superam o stress, o trauma, e outros desafios de vida ao se ampararem em redes sociais e culturais e também nas práticas que constituem as comunidades" (KIRMAYER *et al.*, 2009, p. 62).

Senso de humor, junto com autocontrole, autoeficácia, e afeto positivo, têm sido identificados como fatores e habilidades que promovem a resiliência (KIRMAYER *et al.*, 2009, p. 68). Em pesquisas sobre a resiliência comunitária indígena, o humor é identificado como uma prática coletiva de interpretação da história e do conhecimento indígena que promovem o humor (KIRMAYER *et al.*, 2009). Neste trabalho, será discutida a adoção da estratégia do humor no folclore e narrativas orais.

O trabalho irá identificar como a justaposição de diferentes padrões e a transformação do sentido dominante por meio do humor relacionam-se com a resiliência comunitária dos Navajo[3]. Irei dar foco primordial à forma como as pessoas buscam "um olhar diferente" em relação ao sofrimento por meio do riso coletivo gerado pela contação de piadas nos encontros de peyote. Entretanto, é importante, em primeiro lugar, considerar qual condição é restaurada pela resiliência decorrente do humor e do riso. Goodkind e colaboradores argumentam que a resiliência Navajo é a habilidade de manter o equilíbrio nos sistemas familiares e comunitários junto com o equilíbrio pessoal (GOODKIND *et al.*, 2012). Como será discutido a seguir, manter o equilíbrio é conceitualizado pelos Navajo como *hózhǫ́*. Na próxima seção, apresentarei o contexto etnográfico desse trabalho e o conceito de *hózhǫ́*.

2 Contexto

2. 1 Sobre a Pesquisa

A nação Navajo compreende 27.425 milhas de terra que incluem partes do Novo México, Arizona e Utah nos Estados Unidos da América. Entre os 332.129 indivíduos que reivindicam a ancestralidade Navajo, um censo de 2010 mostrou que 156.823 indivíduos[4] que alegam ser Navajo ou de descendência Navajo miscigenada vivem dentro da Nação Navajo (NAVAJO DIVISION OF HEALTH; NAVAJO EPIDEMIOLOGY CENTER, 2013).

Eu conduzi trabalho de campo nos distritos *Tsaile/Wheatfields* e também no distrito White Corn na Nação Navajo. As informações foram coletadas como parte de um projeto de pesquisa intitulado "Etnografia do riso: o riso de Diné e a criação do *hózhǫ́*" entre 20 de outubro de 2015 até o presente.

---

[3] Um estudo estatístico entre Navajo revela que aqueles que vivem em reservas por mais tempo e que têm mais redes de parentesco estão menos sujeitos a transtornos mentais (HUYSER *et al.*, 2018). As reservas indígenas são lugares de vulnerabilidade que estão em risco de perturbações, mas elas também são lugares com recursos que podem ser mobilizados para se recuperar das perturbações (HUYSER *et al.*, 2018).

[4] O Censo Norte-Americano de 2010 enumerou 173.667 pessoas vivendo na Nação Navajo (NAVAJO DIVISION OF HEALTH; NAVAJO EPIDEMIOLOGY CENTER, 2013).

Para a coleta de informações foram adotados os métodos de observação, entrevistas não estruturadas e encontros com grupos-alvo.

2.2 *Hózhó* como convivialidade Navajo

Hózhó é um termo folclórico que significa "tudo (*hó*)", ou seja, humanos, espíritos e meio ambiente, em harmonia ou beleza (*zhó*). Acredita-se que um abalo do *hózhó* possa causar doença ou desastre. O objetivo dos rituais Navajo é restaurar ou manter o *hózhó*. Pesquisas anteriores indicaram que o conceito de *hózhó* é a chave para o entendimento da cultura Navajo.

Ao discutir a filosofia tácita[5] que integra o estilo de vida, comportamento, experiências e percepções do povo Navajo, Kluckhohn sugere que o conceito de *hózhó* é melhor traduzido como "belo", "harmonioso", "bom", "abençoado", "agradável" ou "satisfeito" (KLUCKHOHN, 1949, p. 369). De acordo com Kluckhohn (1949, p. 361), o cerne da visão de mundo Navajo consiste em que todas as coisas estão relacionadas de forma causal por meio das leis que ordenam o mundo. A missão do povo Navajo é controlar a fricção social além de construir e manter a harmonia como uma economia total de todas as coisas (KLUCKHOHN, 1949, p. 362). Viver no equilíbrio de todos os seres e todas as forças no mundo é importante para a criação do *hózhó* (KLUCKHOHN, 1949, p. 363).

Witherspoon afirma que "a premissa metafísica primordial sob as quais se assenta a visão de mundo Navajo é a oposição[6] entre fenômenos ativos e estáticos" (WITHERSPOON, 1977, p. 179). Essa oposição é expressa por meio do conceito de *hózhó*. Para produzir "harmonia" ou "beleza", é necessário que haja uma boa relação ou equilíbrio entre elementos opostos ou complementares, tais como homem e mulher. Esses elementos se equilibram na interdependência e interconexão de todos os seres.

Para os Navajo, todos os seres têm uma "forma intrínseca" e uma "forma extrínseca". Por exemplo, a "forma intrínseca" do homem é *nilch'i bii'sizíiinii*, que significa a alma de sopro inato que habita o corpo desde o nascimento. Mediadas pelo "sopro", todas as coisas são conectadas[7]. Essa premissa está na base do entendimento do *hózhó*.

---

[5] A filosofia tácita é uma orientação cognitiva que não está conscientemente na consciência das pessoas, mas é considerada por observadores como algo que molda o comportamento das pessoas (KLUCKHOHN, 1949, p. 357-359).

[6] Por exemplo, a oposição entre pensamento e fala, e entre conhecimento e linguagem.

[7] Griffin-Pierce também sugere que toda a vida está conectada por meio do "sopro sagrado" (GRIFFIN-PIERCE, 2003, p. 126). Para mais detalhes, cf. McNeley (1981).

Porém a tradução de *hózhó* como "harmonia" reflete a ideia ocidental de integração social que presume uma experiência e identidade compartilhadas[8]. Por exemplo, Lamphere critica a tradução de *hózhó* como harmonia reflita conceitos filosóficos e teológicos ocidentais e não expresse de forma precisa o sentido Navajo. A interpretação ocidental de "harmonia" implica uma "relação de comunhão" entre todas as coisas, especialmente a relação entre espírito e humano. Contudo ela defende que a relação entre espíritos e humanos deva ser vista como uma "relação manipulativa", uma vez que os humanos tratam os espíritos como meio de alcançar o objetivo da cura (LAMPHERE, 1969, p. 283).

De forma análoga, Garrity argumenta que a lógica central para os Navajo não é criar e manter harmonia. De acordo com Garrity, a ênfase na "harmonia" e "beleza" dificulta o correto entendimento da experiência de cura por meio das práticas religiosas dos Navajo (GARRITY, 1998, p. 2000). O conceito de *hózhó* tem sido foco de estudos anteriores que derivaram modelos culturais abstratos a partir das experiências e relatos dos xamãs Navajo. Contudo Garrity observa que as palavras "harmonia" e "beleza" não são sempre usadas nas narrativas sobre as experiências de cura (GARRITY, 1998, p. 17). Ao invés disso, Garrity defende que o "poder" controlador é mais importante na experiência de cura do álcool e do abuso de drogas (GARRITY, 1998, p. 22-23). No pensamento Navajo, o poder *"báhádzid"* (ameaçador) que causa doença e desastre é um poder não controlado[9]. Garrity ressalta que a experiência de cura é expressa como uma experiência emocional de controle de uma força ameaçadora. As pessoas experimentam a cura não como a restauração da "harmonia" ou "beleza" no mundo, mas como uma forma de gerar "estado agradável (*hózhó*)" a partir do controle do poder (GARRITY, 1998, p. 222). Garrity conclui que o controle do poder é o *ethos* da cura Navajo, e o tom ou característica geral das instituições sociais e dos sistemas da emoção compartilhados pelo povo Navajo[10].

Assim, *hózhó* é o equilíbrio entre todos os seres e poderes que são interdependentes e interconectados. Com base nesses conceitos, este trabalho considera *hózhó* como sendo a convivialidade[11] Navajo, a conjunção de

---

[8] Kluckhohn e Witherspoon observam que é difícil traduzir essa expressão para o inglês de forma correta. A dificuldade deriva-se parcialmente do fato de que não há em inglês "termos que tenham sentido moral e estético simultaneamente" (KLUCKHOHN, 1949, p. 369).

[9] Wagner também observa que a diferença entre forças "boas" e "más" no pensamento Navajo reside na presença ou ausência desse controle (WAGNER, 1975, p. 171).

[10] Garrity vale-se da definição de Bateson de *ethos* como a padronização cultural de sistemas que organizam instintos e emoções individuais (BATESON, 1958, p. 2).

[11] Cf. Illich (1973) e Overing e Passes (2000) sobre convivialidade e diversão, Gilroy (2004) sobre convivialidade como conjunção em momentos de contradição e tensão, Nyamnjoh (2017) sobre convivialidade como

todos os seres que se realiza pela negociação entre seres interdependentes e interrelacionados, ao invés de uma harmonia baseada na identidade e experiência compartilhada. Meu foco recai sobre o humor que justapõe elementos diferentes e sobre o riso advindo do humor como meio que serve para criar e manter a convivialidade Navajo.

2.3 A Cura no Encontro Peyote dos Navajo e o *hózhó*

Os encontros peyote têm acontecido na Reserva Navajo desde os anos 1930 em diante. Levantamentos feitos a partir dos anos 1980 indicam que aproximadamente metade da população participou de tais eventos[12] (STEWART, 1987, p. 293). Pesquisas têm sugerido que a prática dissemi-nada de encontros peyote se deve a mudanças sociais que têm levado a um aumento do número de pessoas falantes de inglês que deixaram a terra de seus parentes, onde o conhecimento tradicional Navajo é praticado, para viver em unidades familiares nucleares, com o intuito de frequentar traba-lho, escola e cidade (GARRITY, 2000; KUNITZ; LEVY; JERROLD, 1994).

Os encontros peyote se dão em um templo em forma de cone chamado *tipi*. Dentro do *tipi*, um altar é montado, e a lenha é queimada no centro. Os participantes do encontro sentam-se em um círculo ao redor do fogo e do altar. Eles repetem canções e preces e ingerem peyote diversas vezes durante a noite.

O peyote é um cacto que cresce nos desertos selvagens do norte e região central do México e em partes do sudoeste Norte-Americano. Do ponto de vista medicinal, sabe-se que a planta contém mescalina e outros alcaloides, e sabe-se que ela provoca algumas respostas físicas, incluindo alucinações visuais.

Acredita-se que a cura nos encontros peyote dos Navajo, assim como em outros rituais, restaura o *hózhó* (CALABRESE, 2013; LEWTON, 1997; LEWTON; BYDONE, 2000; WAGNER, 1975). Na cerimônia, o resgate do *hózhó* está ligado a mudanças físicas e à sua interpretação.

Calebrese focalizou as mudanças que ocorrem nas nos encontros peyote. Ele argumenta que a mudança induzida pelo peyote é organizada como uma experiência de "renascimento" por meio de símbolos e do significado do encontro, o que Calabrese chama de "psicotecnologia", que constitui o

---

negociação entre elementos heterogêneos, e Graeber (2011, p. 32; 99) e Imamura (2000) sobre convivialidade em sua relação com hospitalidade.

[12] A população Navajo naquela época era de aproximadamente 150.000 (STEWART, 1987, p. 293).

encontro e envolve técnicas socialmente construídas de percepção controlada[13] (CALABRESE, 1994, p. 496-498). Essa experiência de autotransformação resultou na restauração do *hózhó* (CALABRESE, 2013, p. 126).

Csordas argumenta que o eu tem "uma capacidade indeterminada de se engajar ou se tornar orientado no mundo" e de "ocorrer como uma conjunção de experiência corporal pré-reflexiva, meio ou universo culturalmente constituído e especificidade situacional ou habitus" (CSORDAS, 1994, p. 5). Baseado no argumento de Csordas, Lewton focaliza o processo de como o eu é objetificado no ambiente comportamental Navajo onde as conexões harmoniosas com os parentes, a natureza e os espíritos são valorizadas (LEWTON, 1997; LEWTON; BYDONE, 2000). Com esse intuito, o foco de Lewis recai sobre as narrativas reflexivas da "experiência vivida" de sofrimento e sua cura.

Na autotransformação que ocorre nas cerimônias de peyote, o eu é objetificado dentro de um sentido de conexão com a família, com os parentes e com os espíritos, a qual é engendrada por uma ênfase na cordialidade, quando se mostra afeto por meio da prece, quando um chama outro por termos de parentesco, e quando alguém expressa o princípio de parentesco ou conexão emocional k'é.

Este trabalho também considera que a experiência corporal pré-reflexiva e sua transformação não são objetos passivos interpretados pelo sujeito mas são o âmbito de potências[14] a partir de onde eus reflexivos e a consciência surgem.

3 Estudo de caso

3.1 Estrutura de um Encontro Peyote

Os encontros peyote[15] são organizados para pessoas que precisam manter ou restaurar o *hózhó* e que são chamadas de fumaça principal ou

[13] Diz-se que o altar crescente, criado para os encontros, significa a trajetória da vida desde o nascimento até a morte (CALABRESE, 1994, p. 511). Caminhar sobre a passarela em arco do altar, conhecida como a estrada peyote, é interpretado como caminhar em um sentido para a "boa vida". Entende-se que os encontros duram a noite toda e que acontecem no tipi refletem o processo de dar à luz. De acordo com Huskie, "aquela lua, o que ela representa é a vida, pois depois de nove meses, depois de nove luas, você dá à luz" (CALABRESE, 2013, p. 129). Esse sentido dos objetos que compõem o encontro, renascer por meio do encontro e caminhar sobre a estrada peyote do nascimento até a morte, é o contexto no qual a transformação é interpretada e estruturada.

[14] O âmbito da experiência tem sido entendido como afeto (CLOUGH, 2008).

[15] Referindo-me a Aberle (1966) e Calabrese (2013), eu descrevo uma cerimônia de adoração conduzida na reserva Navajo. Ela é chamada dessa forma porque o altar é em formato de lua crescente. Há um formato de fogo cruzado de cerimônia peyote, onde o altar tem a forma de uma cruz (UCHIDA, 2008).

paciente. Essas pessoas podem incluir aqueles que sofrem de diabetes, crianças que frequentam a escola, ou pessoas que fazem aniversário. A maior parte das cerimônias acontece em uma noite de fim de semana. No dia do encontro, as preparações começam de manhã. Uma tenda em forma de cone, chamada *tipi*, é montada, e um altar em formato de lua crescente é moldado com lama. No início da noite, prepara-se uma fogueira no centro do tipi. O fogo queima a noite inteira até que o encontro peyote seja dado como terminado.

Por volta do pôr do sol, os participantes começam a chegar aos poucos. Aos participantes do encontro é oferecido um jantar simples. Os participantes dos encontros peyote incluem os parentes da fumaça principal, pessoas próximas à fumaça principal e qualquer membro da igreja dos Nativos Norte-Americanos que tenha ouvido falar da reunião.

A cerimônia é conduzida por uma pessoa chamada de Guia (*Roadman*). Participam do encontro outros agentes, chamados de Chefe Tambor (*Drummer*), Chefe Cedro (*Cedar*), e Chefe Fogo (Fire). O Chefe Tambor é a pessoa responsável por bater os tambores durante o canto no encontro. O Chefe Cedro é responsável por salpicar cedro sobre o fogo, e o Chefe Fogo é o responsável por controlar o fogo durante o encontro.

A cerimônia de peyote começa à noite. O Guia, o Chefe Tambor, o Chefe Cedro, os participantes e o Chefe Fogo, nessa ordem, fazem um círculo ao redor do tipi em direção horária e então entram no tipi.

O Guia senta-se a oeste do tipi, em direção ao altar da lua crescente. Os organizadores e suas famílias então sentam-se à esquerda do Guia e o Chefe Tambor e o Chefe Cedro sentam-se à direita do Guia. O Chefe Fogo senta-se de frente para a entrada leste. Os outros participantes buscam outros assentos.

Quando os participantes estão sentados dentro do tipi, o Guia posiciona o peyote, chamado de Mãe Peyote ou Pai Peyote, no centro do altar crescente. Esse peyote fica ali durante todo o encontro. Um feixe de palha de milho e um pacote de folhas de tabaco são passados em sentido horário do Guia aos outros participantes. Cada participante enrola uma folha de tabaco com uma palha. Eles então acendem o tabaco a partir de um galho aceso, passado em sentido horário, começando pelo Chefe Fogo, e espalham a fumaça enquanto oram. As pontas desses cigarros são coletadas pelo Chefe Fogo e colocadas na beira do altar.

Após a rodada de fumo, o Guia declara o objetivo do encontro peyote, oferece uma prece, e então sinaliza uma canção para iniciar a cerimônia.

Quando a canção de abertura termina, o chocalho é passado no sentido horário do Guia aos outros participantes. Os participantes que recebem o chocalho[16] cantam quatro cânticos do peyote escolhidos arbitrariamente, acompanhados pelo tambor do Chefe Tambor[17]. Alguns não cantam, mas simplesmente passam o chocalho ao participante à esquerda. A seguir, o peyote e o chá[18] de peyote passam em sentido horário do Guia, e nesse momento todos os participantes ingerem o peyote.

À meia-noite, o Guia reza e canta *A Canção da Água da Meia-Noite*. A oração dos participantes acompanha. O conteúdo da oração dos participantes é decidido por eles mesmos, levando em conta o propósito do encontro.

Então os participantes cantam uma canção até de manhã, e o peyote passa ao redor novamente. À medida que a manhã se aproxima, o Guia canta *A Canção da Água da Manhã*. Após a canção, um balde de água é trazido para dentro do tipi. Ele é carregado por uma mulher que é, às vezes, chamada de "senhora da madrugada" (ABERLE, 1966, p. 154). Após a oração, a água passa ao redor e os participantes bebem.

De manhã, o Guia canta uma cantiga de encerramento. Após essa canção, milho, frutas e carne são trazidos para o tipi.

Após esse desjejum, o encontro peyote chega ao fim. Os participantes dirigem-se para fora da tipi e dizem "bom dia" aos demais. Os participantes então retornam para a tipi e sentam-se no círculo para aproveitar a conversa. Nesse momento chega um farto desjejum que inclui café, sanduíches, donuts, pão frito, e sopa de cordeiro, todos preparados pelos parentes da fumaça principal.

As pessoas contam piadas antes e depois da refeição comunitária. O procedimento segue de acordo com a descrição a seguir:

> Aproximadamente 15 pessoas comeram juntas após a noite de cerimônia. Elas sentaram-se em um círculo e conversaram separadamente. Um homem falou com uma senhora ao lado. O homem contou uma piada e a mulher riu. Quando o homem começou a contar outra piada, houve uma pausa na conversa das outras pessoas que falavam na sala. Ele então se soltou e contou essa piada: Uma vez um homem conseguiu um rifle de alguém. Mas ele não sabia o calibre do rifle, então ele o levou à loja de armas no shopping center e tentou perguntar

---

[16] Instrumento com um seixo dentro de uma cabaça.

[17] Um refrão dos participantes pode ocorrer. Às vezes o que canta chora após o término da canção.

[18] O chá peyote é uma bebida feita de peyote imerso em água por um tempo.

> ao atendente sobre o calibre do rifle. Contudo, ele foi confundido com um ladrão, porque ele o carregava sem estojo, e foi levado pela polícia. Quando a piada terminou, todos no tipi riram. Outro homem logo começou a contar uma piada, dizendo que conhecia uma outra como aquela. A contação de piadas continuou por mais ou menos 30 minutos até uma hora. O tipi se encheu da "harmonia" do riso.

Quando o desjejum terminou, a conversa e o riso continuaram por um bom tempo, até que os participantes foram embora gradualmente. O altar foi queimado, as cinzas cobriram o chão e o tipi foi esvaziado.

3.2 Interpretação de Mensagem do Peyote

O peyote usado no encontro peyote é um "espírito mensageiro que permite a comunicação entre humanos e divindades" (CALABRESE, 2013, p. 104) ou como um "mensageiro entre você e o Criador" (GARRITY, 2000, p. 529). De acordo com a mensagem mediada pelo peyote, uma pessoa recebe uma "mensagem" do espírito e continua a viver. Hoskie Benally do Guia diz que o peyote posicionado no centro do altar durante as reuniões "tem uma mente; ele pode ver, mover-se, e ele cresce" e "nós acreditamos que contamos nosso problema para essa Medicina ali, logo ela nos ajudará a superar quaisquer problemas que estivermos tendo" (CALABRESE, 2013, p. 105).

A mensagem "seguir sua linha reta no caminho" é geralmente entendida como uma oportunidade de "renascimento" nas cerimônias peyote. A estória de Jordan (em seus 50 anos, sexo masculino) serve como exemplo:

> Ele adormeceu no meio da cerimônia peyote. Ele se viu sozinho sentado na tipi. Aí, o carvão partiu-se em dois. A seguir, de algum lugar, ele ouviu uma voz, *"Siga esse caminho. Se você for para a direita ou esquerda, você se perderá. Siga adiante em linha reta."* No próximo momento, ele percebeu que todos estavam na tipi. Ele podia ouvi-los orar.

Jordan conta que ele ainda se pergunta o que foi que ele teria visto naquela ocasião. Ele conta, *"você tem que lembrar as orações que os outros dedicaram a você. Elas me deram força [...] Eu caminho reto agora"*. Essa mensagem o guiou para o resto de sua vida[19].

---

[19]   Outras pessoas contam estórias semelhantes. Por exemplo, Hoskie descreve sua experiência como renascimento de acordo com a narrativa a seguir: *"Eu estava em um encontro e tomei um pouco da medicina e me sentei. Algo aconteceu. Não sei se adormeci ou o que foi. Mas eu tive uma visão-- ou eu não sei o que foi -- um sonho. Eu havia saído com alguns amigos e estávamos bebendo. Estava segurando uma lata de cerveja e a luz da lua brilhava e eu podia*

Na narrativa que segue, Demian (em seus 20 anos, sexo masculino) liga, de forma reflexiva, a transformação corporal ao meio culturalmente constituído e sua estória de vida descreve:

Eu [o autor] conversava com Demian em seu veículo. Perguntei a ele se ele já havia ingerido peyote e tido a "Visão". Ele respondeu. Ele interrompeu a faculdade e foi trabalhar em uma fábrica de extração de óleo (próximo à reserva Navajo). Naquela época, sua vida estava em um espiral descendente. Sua mãe se preocupava com ele, então ela disse, "tome a medicina[20]". Ele se recusou a tomar por 30 a 40 minutos, mas finalmente decidiu obedecer. Enquanto dirigia, o pôr do sol vazando entre as montanhas e o raio de sol tocava sua face. Pouco tempo depois, o sol o tocou novamente. Ele estava curioso e decidiu dirigir em direção ao pôr do sol. Ele cruzou a montanha e ainda assim não conseguiu alcançá-la. Após algum tempo, ele chegou a uma área aberta. Ali ele assistiu ao pôr do sol. Um homem disse a ele que o pôr do sol era um espírito. Ele se deu conta que havia abandonado sua fé por muito tempo.

No dia seguinte, ele cometeu um erro no trabalho. Mas ele estava feliz. No dia seguinte, ele cometeu um erro no trabalho novamente. Mas ele estava feliz. Seu chefe ficou bravo com ele, e ele se perguntou por que estava bravo com ele quando estava tão feliz. No dia seguinte, ele cometeu outro erro. No dia seguinte, ele ainda cometeu um erro. Finalmente, o chefe o suspendeu. Depois de um tempo, o chefe pediu que ele voltasse a trabalhar, mas Demian começou a pensar em voltar para a faculdade e decidiu largar o emprego.

Ele se juntou a um clube atlético quando voltou para a faculdade. Ele participou de um encontro peyote quando machucou o pé na prática atlética. Naquela reunião, ele se viu coberto de óleo. Quando ele comeu o peyote que sua mãe deu-lhe, o óleo que o molhou saiu, mas ainda ficava em seu pé. Por isso machucou a perna. O óleo foi um dinossauro morto. *"O cadáver deve ser deixado em paz, mas usamos óleo e somos afetados por ele. Nossa vida é cheia de derivados do petróleo"*, disse ele, *"de qualquer forma, tive uma visão ou um sonho, ou algo assim."*

ver aquela lata de cerveja aberta assim. Nós paramos e estacionamos o carro. Aí, eu fui pra longe deles. Eu podia ouvir o barulho, o riso e os caras se divertindo, atrás de mim, mas eu realmente me afastei. De repente, ouvi um som de tiro. Ouvi dois tiros de uma arma. O que me lembro do que aconteceu depois foi, onde morávamos tem um cemitério em um morro... e essa voz me disse, 'Se você não mudar de ideia, seu destino será esse. Se não decidir por um lado ou outro, assim será seu fim. Não se brinca com essas coisas.' E isso mudou minha vida completamente. Sempre me lembro disso. Então eu acordei e estava na cerimônia. E isso virou minha cabeça para sempre" (CALABRESE, 2013, p. 131).

[20] Às vezes o peyote em si é chamado como medicina.

No contexto Navajo, a morte tem um poder ameaçador e afeta as pessoas. Na narrativa de Demian, ele interpreta a causa dos acontecimentos de sua vida — o período de afastamento da faculdade e sua lesão após voltar para a escola — como causado por tocar a morte através do óleo. Além disso, o peyote esteve associado aos vários insucessos que levaram ao ponto de viragem em que regressou à faculdade.

No entanto, algumas pessoas não tiveram uma "visão" no encontro peyote ou não acham que uma "visão" seja essencial. Shelley (em seus anos 70, sexo feminino) nunca teve "visões" em reuniões.

A chave para o encontro peyote é refletir sobre o que é importante para alguém. Bonnie (em seus 50 anos, sexo feminino) disse que o propósito da cerimonia peyote *"deveria ser sobre o que você quer em sua vida".*

O processo reflexivo envolve reafirmar relações entre os participantes e suas famílias. Allan (em seus 70 anos, sexo masculino) diz que pensa sobre sua família e sua casa durante o encontro. Ele diz que pensar em sua família enquanto toma a medicina irá comunicar seus pensamentos para a medicina.

Shelley disse que os pacientes no encontro peyote pensam sobre o que eles querem fazer e o que eles devem fazer, por buscar ajuda da medicina e dos participantes. Embora a medicina e os participantes ajudem os pacientes, é dependendo dos pacientes próprios de fazer tais coisas realmente acontecer[21].

Dessa forma, um encontro peyote é também um espaço para pensar de forma profunda sobre o que você quer e o que você deve fazer. Pensar sobre o que você quer fazer, lembrar-se de como você quer fazê-lo, não é necessariamente uma atividade solitária mas pode envolver, por outro lado, uma interação com outros no que diz respeito à interpretação sobre que tipo de vida é desejável. As pessoas "buscam" uma "nova forma de ser" na vida sob os cuidados daqueles que estão ao redor deles durante o encontro peyote.

3.3 Incerteza da Transformação

Entretanto, a forma como as pessoas interpretam a transformação física é incerta. Em alguns casos, a transformação física não constitui uma experiência de cura.

---

[21] Contudo não cabe somente ao paciente. Usando a educação como exemplo, ela diz que 75-80% de desempenho educacional é alcançado individualmente, mas 20-25% é alcançado com a medicina e auxílio ou tratamento do participante.

De acordo com Aberle, "o consenso entre os peyotistas com os quais tenho trabalhado [...] é o de que ingerir o peyote é difícil: o sabor é amargo, a náusea desagradável, a ansiedade e depressão são opressivas, e o longo ritual noturno também penoso" (ABERLE, 1966, p. 9). No meu trabalho de campo, eu também observei que a experiência árdua de tomar o peyote é um fator que desencoraja a participação das cerimônias.

Por exemplo, Fred (em seus 50 anos, sexo masculino) não havia frequentado os encontros, enquanto o seu irmão Jordan frequentava. Ele explica a razão para isso. A primeira vez que ingeriu o peyote, sua visão ficou distorcida e as paredes se fechavam sobre ele. Era assustador. Aí ele nunca mais foi a um encontro peyote. Da mesma forma, uma mulher de 20 anos diz: *"A primeira vez que tomei o peyote, senti muito mal, e minha cabeça doeu. Nunca tomei peyote de novo".* Assim, algumas pessoas experimentam desconforto e medo como resultado da ingestão do peyote. Eles tendem a não mais tomar ou parar de frequentar os encontros.

Para aqueles que frequentam os encontros peyote, tomar o chá também é penoso. O peyote é um cacto amargo. Não é incomum sentir náusea. Pode-se facilmente ouvir o som dos participantes com ânsia na tipi durante o encontro. Mas eles não apenas sentem ânsia, eles às vezes vomitam.

Os novatos geralmente vomitam, e a esses novatos que vomitam é dito que "é normal vomitar" e que é uma "coisa boa" porque eles estão "eliminando coisas ruins para fora do corpo". A seguir, a narrativa conecta o vômito ao tratamento de diabetes.

Allan foi diagnosticado com diabetes. Ele decidiu se isolar em seu *hogan*[22] por uma noite. Ele levou uma quantidade de chá de peyote para o *hogan* e passou a noite tomando o chá, após o que ele bagunçou todo o quarto e vomitou. Allan então voltou ao hospital. Um médico disse a ele que os níveis de açúcar em seu sangue haviam voltado ao normal. O médico perguntou o que ele havia feito, mas ele não disse nada.

Porém, à medida que uma pessoa frequenta os encontros peyote mais vezes e torna-se mais experiente, normalmente espera-se que ela irá parar de vomitar. Com exceção dos iniciantes e dos pacientes que ingerem muito peyote durante a cerimônia, a pessoa experiente ouve com frequência que vomitar é uma "punição dos espíritos por pensamentos ou palavras ruins", ou dito de forma mais direta, "não vomite".

---

[22] Hogan é uma habitação tradicional, um espaço onde vários rituais acontecem.

Então como evitar o desconforto ou o estado de "onda" resultante do consumo de peyote? Geralmente, a náusea e a sensação de mal-estar são devidas ao medo do peyote. Shelley disse que "quando você é um iniciante (você) às vezes ingere muito, e a medicina tem uma reação muito potente sobre você. Você irá se assustar e evitar a medicina". Correlacionando infortúnios ou sofrimento ao medo da medicina, Shelley diz:

> Meu primo[23] sempre soltava piadas após os encontros peyote. Às vezes ele contava piadas no meio da cerimônia [...] por que o riso é parte do processo de cura. Às vezes a medicina faz as pessoas se sentirem mal. Às vezes a vida se torna infeliz e triste. Mas quando ele começa a falar, as pessoas o ouvem e ele esquece a tristeza. E as pessoas se sentem felizes. "Estou vivo hoje, e há um amanhã. Isso é suficiente para me deixar feliz", ele sempre dizia.

O Guia (*Roadman*) Jesse (em seus 50 anos, sexo masculino) também declara:

> Como nossas cerimônias, eu sempre vou noite afora. Eu conto uma piada para tirá-los daquele estado. Eles ficam em um estado totalmente tomados pela medicina..., e eu tento tirá-los daí, fazer com que eles se sintam felizes novamente, deixá-los se divertirem [...]. Em todas as nossas cerimônias, nós temos algo como um contador de piadas em nossos encontros. Logo, rir é nosso remédio.

Eles contam piadas para ajudar as pessoas a esquecer do amargor do peyote, da náusea, da ansiedade, e da depressão. Além disso, ao sair desse estado, os participantes tornam-se mais capazes de pensar sobre as coisas importantes da vida. Por meio do humor, o povo Navajo evoca "um sentimento animado de liberdade da forma como um todo" (DOUGLAS, 1968, p. 365) e transforma suas sensações físicas, que podem ser dolorosas. Os sentimentos e emoções que surgem quando eles pensam sobre pessoas e coisas importantes durante a cerimônia peyote geram a experiência de cura.

3.4 Riso como Remédio

Portanto, rir cria uma base para a cura nos encontros peyote. O humor e o riso que os impelem a pensar sobre coisas importantes na vida são vistos como remédio.

Uma expressão idiomática do povo Navajo é "riso é remédio". Andy, um xamã, diz: "*quando eles ficam sérios demais, eles adoecem também... Assim é*

---

[23] Seu primo era um Guia (*Roadman*).

preciso equilibrar essa seriedade toda aí, e então o humor vem". Edwin (em seus 30 anos, sexo masculino) acrescenta: *"Eu sinto que o riso traz de volta seu hózhóji (caminho da beleza). Uma vez que quando algo ruim acontece a ponto de deixá-lo para baixo aí alguém pode contar-lhe uma piada e fazê-lo rir e fazê-lo feliz de forma que isso te põe de volta nos trilhos, corrige você de certa forma"*. O riso também é reconhecido como parte dos rituais que promovem cura. Walt, um homem em seus 70 anos, diz: *"As Pessoas Sagradas conceberam esse riso espiritual. Quando estiver na cerimônia em algum momento, sempre haverá riso para a diversão"*. Andy também afirma o seguinte:

> As Pessoas Sagradas lá, elas realizam a cerimônia. É sério demais, demais mesmo, pense, tudo controlado por leis. Mas não funcionava assim. O paciente só piorava. O paciente não alcançava a cura. Aí foi coiote e a chegada deles, diz, vamos entrar no clima do humor.

A seriedade abala o equilíbrio[24], *hózhó*. O humor e o riso, que reduzem a seriedade do problema e restauram o equilíbrio ao justapor diferentes padrões de percepção, são eles próprios parte da cura efetuada pela medicina e pelo ritual.

3.5 Riso da Convivialidade

Entretanto, a transformação do sofrimento por meio do humor não é redutível à mudança cognitiva interna do indivíduo solitário. O afeto compartilhado quando rimos junto induz transformação. A narrativa a seguir, contada por Walt (em seus 20 anos, sexo masculino), é sobre como ele e seus parentes consanguíneos aliviaram o sofrimento quando perderam dois parentes do sexo masculino dentro de um único mês:

> Uma vez, no lado paterno da família, nós perdemos tios. Nós perdemos somente dois deles: o irmão de meu (pai) e seu irmão em menos de um mês. Nós nos encontramos, fizemos piadas. Eles falaram sobre sua infância e como cresceu. Só bobagens. Eles cresceram juntos. Nós começamos a rir de repente quando eles começaram a falar sobre a morte de meu tio e logo a dor foi embora após esses risos difíceis que substituem o riso de qualquer forma. Depois, nós disparamos a rir porque perdi um tio. Depois de rir tanto, você se

---

[24] A importância do equilíbrio é descrita por Andy (por volta de 50 anos, sexo masculino), da seguinte forma: *"Há o bem e o mal no mundo. Uma vez, um coiote caminhou em direção ao bem. E quando o coiote chegou até o bem, ele morreu. Outra vez, o coiote caminhou em direção ao mal. Para viver, precisamos não só do bem quanto do mal, do equilíbrio entre os dois. O que está sendo dito aqui é a importância do equilíbrio em um continuum entre os dois polos do bem e do mal"*.

> *sente tipo, você se sente tão bem. É uma sensação incrível depois*
> *de rir tanto, especialmente se você estiver se sentindo triste. Sim-*
> *plesmente uma das melhores sensações.*

Quando as pessoas que compartilham uma perda se reúnem, contar piadas sobre o defunto é uma experiência coletiva que suaviza o luto. Billy (na casa dos 30, sexo masculino) diz que é bom contar uma piada em um funeral. O humor nessas ocasiões possibilita uma percepção diferente do evento e é uma forma de os parentes que sofrem compartilhar seus sentimentos.

Nas cerimônias peyote, as percepções são transformadas sob a influência do afeto evocado pelo riso compartilhado. Considerando a relação entre cura e transformação nos encontros peyote, Billy assim descreve, usando a estória de uma mulher como ilustração:

> *Em outra época, quando eu costumava frequentar muito os encon-*
> *tros peyote, havia apenas uma mulher. Não consigo lembrar o nome*
> *dela. Mas ela era sempre rígida. Há pouco, ela se curou de um câncer*
> *de mama. Ela teve, sim, uma remissão após a cirurgia. E estava se*
> *sentindo pra baixo. Você sabe, eu não poderia lhe dizer como ela*
> *se sentia por ter perdido uma parte de seu corpo. Aí nós fomos à*
> *cerimônia peyote com ela. E eles contavam a ela, do jeito Navajo,*
> *que você tem que estar na direção horária para fazer algumas coisas.*
> *E ela tentou seguir adiante. Ela tomou vários peyote e bateu forte.*
> *E ela tentou ir e compreender o que o xamã estava dizendo: Vire.*
> *Vire no sentido horário. Então ela foi dando passos. Era como se*
> *ela estivesse fazendo um twist e isso a fez rir, ela riu pela primeira*
> *vez por um tempo. E valeu a pena porque quando ela finalmente*
> *cumpriu o giro completo, ela o fez tão rápido, e ela bateu a cabeça.*
> *Nós rimos por trinta minutos, mas depois disso ela se sentiu bem*
> *melhor. Ela se lembrou que tem família, sabe. Nós rimos com ela,*
> *não rimos dela mas rimos com ela.*

A transformação dessa mulher foi uma experiência maior do que simplesmente ser confortada pelo humor, ela sugere uma forma diferente de lidar com a enfermidade. É uma re-percepção da experiência que um pode rir com os outros, mesmo após eventos sérios; é uma redescoberta de que podemos viver rindo com os outros ao invés de nos preocuparmos com nosso sofrimento. É precisamente por meio da transformação da alegria compartilhada com outros que desenvolvemos uma forma diferente de ser uma pessoa doente ou de passar por algum sofrimento. A oportunidade de alcançar essa percepção é o compartilhamento do riso no encontro peyote.

Allan diz que durante a cerimônia, ele pode ver que tipo de problemas o paciente tem. Da mesma forma, outros participantes que tenham ingerido peyote no encontro dizem que eles podem "ler as mentes" de outros participantes enquanto eles cantam e batem tambor (ABERLE, 1966, p. 7; KUNITS; LEVY; JERROLD, 1994, p. 130). Os cânticos, as orações e o riso compartilhado com a decorrente transformação física causada pelo peyote evocam afeto que obscurece as fronteiras entre o eu e os outros e um "único eu em comunhão comunicativa" é constituído (KOHN, 2013, p. 111). O riso no encontro peyote promove uma notável transformação coletiva e serve como base para a cura.

A objetificação reflexiva de tal experiência é a base da autotransformação e da cura no encontro peyote. Entretanto, o riso e a alegria não são sempre compartilhados. Por exemplo, o caso de Owen (casa dos 50, sexo masculino) descreve:

> *Quando alguém contou uma piada após um encontro peyote, ele sentiu que a piada foi inapropriada após o encontro peyote. Ele se retirou do círculo. Quando ele não compartilhou uma piada e foi embora, uma pessoa perguntou o que havia de errado com ele. Ele respondeu que ele não gostava de piadas e não queria estar envolvido em nada do tipo. A pessoa replicou: "Eu percebo".*

Como essa narrativa mostra, as piadas após o encontro peyote podem não ser engraçadas para todas as pessoas. Alguns não riem das piadas, eles vão embora, ou talvez riam mesmo que não gostem. O "eu único" produzido ao compartilhar uma piada não se identifica automaticamente e completamente com os outros. Também não se pode dizer que todos os participantes se identifiquem com a piada.

Conclusão

Este trabalho mostrou como a piada e o riso estão envolvidos em transformação e cura das percepções nos encontros peyote. Eu demonstrei como o povo Navajo tenta mitigar a seriedade das situações ao justapor diferentes interpretações sobre eventos problemáticos ou sobre o sofrimento do dia a dia. Para viver em equilíbrio com todas as coisas e eventos, não se pode sofrer excessivamente. O humor é o meio para manter o equilíbrio.

O humor é também um meio para a transformação do eu nos encontros peyotes. Pesquisas anteriores apontaram que a transformação física promovida pelo peyote pode ser significativa. Porém este trabalho mostrou que a transformação corporal não é apenas um objeto a ser reconhecido, é também um agente na produção de sentido.

A transformação das sensações corporais geradas pelo peyote pode potencialmente resultar em um sentimento de medo. A experiência possivelmente dolorosa é transformada em uma sensação de "liberdade da forma como um todo", causada pelo riso diante do reconhecimento de um padrão diferente. Nesse sentido, uma pessoa pode pensar não nas coisas dolorosas, mas nas coisas importantes da vida, nas coisas que ela quer fazer. O humor e o riso formam a base das experiências que nos permitem esquecer a dor e pensar sobre pessoas, objetos e valores familiares.

Neste artigo eu mostrei que o riso compartilhado pode promover o alívio do sofrimento. Como pudemos ouvir, geralmente diz-se que os participantes podem "ler mentes" de outros participantes durante o encontro. Em um estado no qual as fronteiras entre o eu e os outros são obscurecidas e conectadas, o riso compartilhado cria um senso de conexão entre as pessoas que riem juntas. Por meio de uma interpretação reflexiva de tal afeto, o eu que sofre é transformado. A transformação oferece a oportunidade de reinterpretar o eu que vive com família e parentes, mesmo que haja um problema. A transformação que ocorre por meio do riso coletivo leva a um diferente olhar sobre o sofrimento.

Contudo não pode ser afirmado com certeza que todos os participantes em um encontro peyote irão compartilhar o riso que gera a sensação de conexão com os outros. Dependendo do conteúdo da piada que alguém ouve, alguns podem rir, e outros não. O riso no encontro peyote é algo que emerge da negociação entre pessoas muito diferentes, e não algo advindo da integração ou harmonia.

Por fim, gostaria de ponderar sobre como o humor e o riso podem promover a cura conceitualizada como *hózhó*. Como vimos anteriormente, *hózhó* é um estado no qual todos os elementos diversos e contrastantes existem em equilíbrio. O humor leva à autoconstrução com um senso de equilíbrio, ou pela justaposição de diferentes interpretações sobre eventos sérios que podem ser a fonte da perturbação ou como oportunidade para pensar sobre algo positivo em meio ao sofrimento de alguém. O riso torna uma pessoa consciente de que nada existe de forma autônoma, mas de forma interconectada e interdependente. É por meio de tal conexão do convívio que o eu é construído reflexivamente.

Essa conexão não é uma harmonia na qual uma pessoa se identifica com outras, nem é um equilíbrio entre elementos autônomos, mas uma convivialidade entre elementos interdependentes. A base da sociedade Navajo consiste no compartilhamento da alegria e do prazer com outros. *Hózhó* é criado continuamente por meio do humor e do riso.

REFERÊNCIAS

ABERLE, David F. **Peyote religion among the Navajo**. Chicago: Aldine Publishers, 1966.

BERGSON, Henri. **Laughter**: an essay on the meaning of the comic. Tradução de C. Brereton e F. Rothwell. New York: Macmillan, 1928.

BATESON, Gregory. **Naven**: a survey of the problems suggested by a composite picture of the culture of a New Guinea Tribe drawn From three points of view.2. ed. Stanford University Press, 1958.

CALABRESE, Joseph D. Reflexivity and transformation symbolism in the Navajo peyote meeting. **Ethos** v. 22. n. 4, p. 494-527, 1994.

CALABRESE, Joseph D. **A different medicine**: postcolonial healing in the Native American Church. Oxford: Oxford University Press, 2013.

CLOUGH, Patricia T. The affective turn: political economy, biomedia, and bodies. **Theory, Culture & Society**, v. 25, n. 1, p. 1-22. 2008.

CSORDAS, Tomas. **The sacred self**: a cultural phenomenology of charismatic healing. California: University of California Press, 1994.

DOUGLAS, Mary. The social control of cognition: some factors in joke perception. **Man** v. 3, n. 3, p. 361-376, 1968.

FRANK, Arthur W. **The wounded storyteller**: body, illness, and ethics. Chicago: University of Chicago Press, 1995.

FREUD, Sigmund. **Wit and its relation to the unconscious**. (trans. A. A. Brill). London: Fisher & Unwin, 1916.

GARRITY, John F. **The ethos of power**: Navajo religious healing and alcohol and substance abuse. PHD Dissertation, Department of Anthropology, Case Western Reserve University, Cleveland, Ohio, 1998.

GARRITY, John. Jesus, peyote, and the holy people: alcohol abuse and the ethos of power in Navajo healing. **Medical Anthropology Quarterly**, v. 14, n. 4, p. 521-542, 2000.

GILROY, Paul. **After empire**: melancholia or convivial culture? New York: Routledge, 2004.

GOODKIND, Jessica R. *et al.* "We're still in a struggle": Diné resilience, survival, historical trauma, and healing. **Qualitative Health Research**, v. 22, n. 8, p. 1019-1036, 2012.

GRAEBER, David. **Debt**: the first 5000 years. New York: Melville House Publishing, 2011.

GRIFFIN-PIERCE, Trudy. The continuous renewal of sacred relations: Navajo religion. In: SULLIVAN, Lawrence (ed.). **Native religions and cultures of North America**: anthropology of the sacred. New York and London: Continuum, p. 121-141. 2003.

HUYSER, Kimberly R. *et al.* Reservation lands as a protective social factor: an analysis of psychological distress among two American Indian tribes. **Socius**: v. 4, p. 1-13, 2018. Disponível em: https://journals.sagepub.com/doi/epub/10.1177/2378023118807022.

ILLICH, Ivan. **Tools for conviviality**. New York: Harper and Row, 1973.

IMAMURA, Hitoshi. **Kōeki suru ningen**: zōyo to kōkan no ningengaku (Homo communicans: ciência humana da prenda e o troca). Tokyo: Kōdansha, 2000.

KIRMAYER, Laurence *et al.* Community resilience: dodels, metaphors and measures. **Journal of Aboriginal Health**, v. 5, p. 62-117, 2009.

KLEINMAN, Arthur; KLEINMAN, Joan. The Appeal of Experience; The dismay of images: cultural appropriations of suffering in our times. *In*: KLEINMAN, Arthur; DAS, Venna; LOCK, Margaret M. (ed.). **Social suffering**. Berkeley: University of California Press, 1997. p. 1-24.

KLUCKHOHN, C. The philosophy of Navajo Indians. *In*: NORTHROP, F.S.C. (ed.). **Ideological difference and world order**. New Haven: Yale University Press, 1949. p. 356-384.

KOHN, Eduardo. **How forest think**: toward an anthropology beyond the human. Berkley: University of California Press, 2013.

KUNITZ, Stephen J.; LEVI, Jerrold E. **Drinking careers**: a twenty-five-year study of three Navajo populations. New Haven, CT : Yale University Press, 1994.

LAMPHERE, Louise. Symbolic elements in Navajo ritual. **Southwestern Journal of Anthropology**, v. 25, p. 279-305, 1969.

LEWTON, Elizabeth L. **Living Harmony**: The transformation of self in three Navajo religious healing traditions. PHD Dissertation, Department of Anthropology, Case Western Reserve University, Cleveland, Ohio, 1997.

LEWTON, Elizabeth L.; BYDONE, Victoria. Identity and healing in three Navajo religious traditions: Sa'ah Naagháí Bik'eh Hózhǫ́. **Medical Anthropology Quarterly**, v. 14, n. 4, p. 476-497, 2000.

MCNELEY, James K. **Holy wind in Navajo philosophy**. Tucson: University of Arizona Press, 1981.

NAVAJO DIVISION OF HEALTH; NAVAJO EPIDEMIOLOGY CENTER. **Navajo population profile 2010**. Disponível em: http://www.nec.navajo-nsn.gov/Portals/0/Reports/NN2010PopulationProfile.pdf. Acesso em: 20 out. 2020.

NOJIMA, N. "Tankyū no katari" saikō: byōki o "ukeirete inai" sen-i-kintsūshō kanja no katari o tōshite ("A busca pelas narrativas" reconsiderada: uma análise das narrativas dos pacientes fibromialgia que "não aceitam" sua doença). **Shakaigaku Hyōron (Revista Japonesa da Sociologia)**, v. 69, n.1, p. 88-106, 2018.

NYAMNJOH, Francis B. Incompleteness: frontier Africa and the currency of conviviality. **Journal of Asian and African Studies**, v. 52, n. 3, p. 253-270, 2017.

OVERING, Joanna; PASSES, Alan. Introduction. conviviality and the opening up of Amazonian Anthropology. *In*: OVERING, Joanna; PASSES, Alan (ed.). **The anthropology of love and anger**: the aesthetics of conviviality in Native Amazonia. London: Routledge, 2000. p. 1-30.

STEWART, Omer C. **Peyote religion**: a history. Oklahoma: University of Oklahoma Press, 1987.

TAKEI, Hideo. Iryō ni okeru bunka to shinri: aruiwa "ku" no jinruigaku (Cultura e psicologia em medicina: ou a antropologia de "sofrimento"). **Japanese Journal of Social Psychology**, v. 8, n. 3, p. 135-144, 1993.

UCHIDA, Ayako. **America senjūmin no gendaishi**: rekishiteki kioku to bunka keishō (**Uma história contemporânea dos nativos americanos**: a memória histórica e a herança cultural). Nagoya: University of Nagoya Press, 2008.

WAGNER, Roland M. Pattern and process in ritual syncretism: the case of peyotism among the Navajo. **Journal of Anthropological Research**, v. 31, n. 2, p. 162-181, 1975.

WITHERSPOON, Gray. **Language and art in the Navajo universe**. Ann Arbor: University of Michigan Press, 1977.

CAPÍTULO 2

ESTUDO FENOMENOLÓGICO E BUDISTA DO PROCESSO PSICOLÓGICO NO NEOXAMANISMO AMAZÔNICO[25]

Yuichi Ishikawa

1 Introdução

1.1 Informações Preliminares e Propósito deste Estudo

Graças a uma "ligação causal" (ou seja, "*en*" em Japonês ou "*paccaya*" em Pāli), o autor visitou uma vila no interior da Amazônia no estado do Acre, no noroeste do Brasil, que preserva um estilo de vida primitivo. Aí, ele participou muitas vezes de cerimônias conduzidas por xamãs e teve diversas experiências de contato com um mundo que poderia provavelmente ser concebido como outra dimensão. Embora essas experiências tenham trazido ao autor mudanças internas irreversíveis e marcantes, seu conteúdo vai além dos limites da expressão verbal. Quando tentava expressar o evento de forma precisa para os outros, era como se estivesse diante de uma enorme parede. Mesmo tentando se expressar por meio de palavras selecionadas cuidadosamente para descrever a experiência, o relato seria desconsiderado como sendo resultado de alucinação ou ilusão, isso levando em conta o senso comum em geral ou pontos de vista psicológicos/psiquiátricos, e obviamente provocaria mal-entendido ou olhares estranhos dos outros.

Porém, tendo em vista contribuições da psicologia transpessoal, a experiência psicológica causada pelo Neoxamanismo, que pode ser incompreensível para o entendimento comum, pode ser um objeto perceptível

[25] Este artigo foi originalmente publicado sob o título japonês como seguinte. ISHIKWA, Yuichi. Amazon neo-shamanim no shinri katei no genshōgakuteki bukkyōteki kenkyū. **Japanese Journal of Transpersonal Psychology/Psychiatry** v. 15, n. 1, p. 62-86, 2016. (https://doi.org/10.32218/transpersonal.15.1_62). A publicação desta versão portuguesa é permitida pela Japanese Association for Transpersonal Psychology/Psychiatry, a proprietária de direito autoral.

como arquétipo de fenômenos condensados que ocorrem quando a consciência alcança o âmbito extraindividual. Enquanto a experiência interna Neoxamanística assume formas amplamente diversas e heterogêneas para cada pessoa, o autor compreendeu, de forma clara, por meio de sua própria experiência, que ela tem muitos traços comuns a outros fenômenos espirituais relacionados. Entre estes, estão, por exemplo, a experiência mística e as dificuldades que ela acarreta (chamadas de "experiências religiosas") induzidas em processos de vários tipos de "prática ascética"; também cita-se o conceito de "emergência espiritual"[26] (GROF; GROF, 1989, 1990), que tem sido conhecido como presente na vida cotidiana; ou os traços de "experiência de quase-morte" (MOODY, 1975; RING, 1980) sobre os quais explorações acadêmicas de grande fôlego têm sido realizadas desde os anos 1970.

Com base nessas informações preliminares, o presente estudo irá, primeiramente, e por meio de uma perspectiva externa, oferecer uma descrição do Neoxamanismo Amazônico e apresentar uma revisão das pesquisas de relevância na psicologia/psiquiatria realizadas anteriormente. A seguir, por meio de uma perspectiva interna, o trabalho irá conduzir um estudo de caso sobre o processo psicológico do Neoxamanismo com base em uma abordagem descritiva fenomenológica. Por fim, ele irá examinar cada um dos diversos casos por meio de uma perspectiva do Budismo Primitivo e reorganizará toda a discussão em torno de uma compreensão sistemática. Cada uma dessas abordagens permitirá delinear, tanto de forma interna quanto externa, uma visão geral do Neoxamanismo no interior da Amazônia, no intuito de satisfazer o propósito deste estudo de desenvolver considerações de natureza compreensiva sobre seus significados psicológicos, espirituais, além de seus potenciais, controvérsias e agenda.

2 Descrição Externa do Neoxamanismo Amazônico

2.1 Geografia e História

O xamanismo amazônico surgiu na região de floresta tropical que se expande para além da Bacia do Rio Amazonas onde uma infinidade de rios fluem como um sistema capilar por meio da enorme extensão do continente sul-americano. "Amazônia" é um termo adotado amplamente para se referir

---

[26] Nota do tradutor. Na língua portuguesa, uma única grafia — emergência — corresponde aos dois sentidos expressos pelos itens lexicais — *emergence* e *emergency* — em língua inglesa.

à área que cobre países como Brasil, Venezuela, Colômbia, Equador, Peru e Bolívia. Tal cultura xamanística singular tem antecedentes de milênios, em sua maior parte sociedades indígenas que habitavam a Amazônia Superior (YAMAMOTO, 2012).

Historicamente, desde o fim do século 15 e por vários séculos depois, o Xamanismo Amazônico enfrentou crises causadas pelo impacto da conquista e colonização por Espanha, Portugal, Grã-Bretanha e França. Sob tais circunstâncias, uma série de calamidades foi se sucedendo, como massacres, escravidão, trabalho forçado, epidemias, a influência dos missionários Cristãos e a imposição de valores Europeus etc., o que infligiu graves danos às culturas, religiões e aos costumes tradicionais dos indígenas (GROB, 1999).

2.2 Do Xamanismo ao Neoxamanismo

Outra virada importante para o xamanismo amazônico aconteceu no Acre, nos anos 1930, quando o seringueiro Irineu Serra (1892-1971), um imigrante afrodescentente do estado do Maranhão, no Nordeste, também chamado pelo honorífico "Mestre Irineu" ou "Negro Santo" (entre os seguidores) fundou uma ordem religiosa chamada "Santo Daime", após ter recebido uma revelação de uma "Deusa". Assim como no xamanismo tradicional da América do Sul, Irineu herdou a técnica de utilizar uma substância psicodélica potente, a "ayahuasca" (ver Seção 2. 4), mas sua abordagem era muito diferente da original. Um aspecto distintivo da cerimônia criado por Irineu é que ele estabeleceu um modelo no qual todos os participantes podiam explorar o mundo divino diretamente por meio de seus corpos. Por contraste, no xamanismo tradicional apenas o xamã gozava de privilégios para acessar a sabedoria divina e indiretamente comunicava a experiência aos leigos. A abordagem de Irineu não era de fato única, mas é extremamente significativa por ele ter estabelecido sua ordem em uma fórmula de experiência xamanística até certo ponto "democratizada". Isso se explica, pois, o evento abriu portas para o mundo xamanístico não apenas para os índios da floresta, mas para o público em geral, incluindo não cristãos e estrangeiros educados em um padrão moderno, e ele também tornou tal evento empiricamente verificável desde que alguém quisesse ter a experiência. Assim, supõe-se que a fundação e o desenvolvimento do Santo Daime funcionaram como gatilho e força motriz por meio da qual a cultura xamanística pôde transcender a selva Amazônica, fazendo-se presente em toda a sociedade brasileira, incluindo áreas urbanas, e disseminando-se pelo mundo afora.

Daqui em diante, este artigo aplica o termo "Neoxamanismo" ao Santo Daime e a outros grupos religiosos influenciados por ele, com o intuito de distingui-lo do "xamanismo indígena tradicional". Tal terminologia geralmente indica uma cerimônia ou terapia que utiliza o estado alterado da consciência, tal como as Glofs, "técnica de respiração holotrópica". Mas neste artigo sua aplicação está restrita ao xamanismo "Amazônico", que se baseia no contexto xamanístico indígena, nasce com Santo Daime e tem um formato cerimonial democrático, no qual os participantes vivenciam o mundo xamanístico por meio de suas próprias práticas.

O autor participou de cerimônias conduzidas por xamãs em três diferentes lugares: em uma pequena área montanhosa no subúrbio do Rio de Janeiro, no sudoeste do Brasil; em uma selva localizada a quatro horas de distância de carro a partir de Manaus, a capital do Amazonas no Norte do país; em um vilarejo distante sete horas de carro e duas de barco de Rio Branco, capital do Acre no Norte.

O último local fica próximo ao "Céu do Mapiá", a sede de uma comunidade do Santo Daime, mas também um lugar no qual os nativos vivem de forma primitiva sem infraestrutura como eletricidade, gás, água corrente, estradas pavimentadas, sinal elétrico, entre outros. Não havia uma habitação para acomodar os visitantes, então o autor e seu grupo dormiram em uma rede amarrada entre árvores.

Todos esses três locais nos quais eu participei muitas vezes de cerimônias neoxamanísticas eram "igrejas" (ou seja, edificações pequenas ou locais de encontro aberto na selva) do Santo Daime.

Em 1961, "A União do Vegetal" (UDV), outra ordem religiosa que utiliza ayahuasca, foi fundada por José Gabriel da Costa (do estado da Bahia no Nordeste, chamado de "Mestre Gabriel" entre os seguidores). A UDV também se disseminou por todo o Brasil durante os anos 1970 e se expandiu para países ocidentais nos anos 1990 (NAKAMAKI, 1992).

Uma outra ordem que surgiu é a "Barquinha", fundada por Daniel Pereira de Mottos (um afro-brasileiro conhecido como "Mestre Daniel") no Rio Branco, Acre. Ele foi membro do Santo Daime mas depois se separou deste e estabeleceu seu próprio grupo.

Dentro do ramo principal do Santo Daime, a morte do fundador em 1971 causou uma cisão. No momento, o grupo maior é o "Centro Eclético da Fluente Luz Universal Raimundo Irineu Serra (Cefluris)", fundado por Sebastião Mota de Melo (Padrinho Sebastião) em 1974, no Rio Branco. Como descrito anteriormente, o desenvolvimento do Neoxamanismo Amazônico ocorreu de forma complexa e variável ao se dividir em múltiplos ramos e se estabelecer em diversas comunidades e lugares. Por outro lado, o xamanismo indígena tradicional ainda existe simultaneamente em várias localidades.

2.3 Seis Características do Neoxamanismo Amazônico

Por meio da experiência de várias cerimônias de Santo Daime que foram conduzidas em diferentes locais, com diferentes xamãs, ambientes e programas, o autor pôde extrair seis características comuns delas.

1. Praticadas na natureza: os sítios de cerimônia foram montados em locais abertos sem paredes e no meio da selva (Fotografias 1 e 2), enquanto alguns tinham um teto bem armado. Às vezes, as cerimônias eram praticadas ao redor de uma fogueira acesa no local.

2. Prece: no início, dedicou-se uma prece a Jesus Cristo, "à Santa Maria e à Deusa". A cerimônia, iniciada e concluída com preces, tem uma atmosfera solene. É interessante perceber que o monoteísmo aparentemente austero se mescla com a Deusa autóctone amazônica. Seu símbolo é uma cruz dupla na qual uma barra horizontal é acrescida

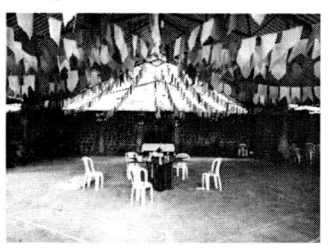

Fotografia 1 – Sítio cerimonial

à cruz padrão (Fotografia 3). Embora essa religião tenha uma aparência cristã, ela contém vários traços heterogêneos herdados da tradição espiritual amazônica.

3. Hinos cantados: esse processo continuou por muitas horas. Alguém tocou instrumentos musicais como o violão ou o maracá. Essas cantigas para louvar a Deus são baseadas em um *Hinário* especial. De acordo com a explicação do condutor, "esses são os hinos recebidos do céu. Por meio do espírito platônico dos hinos, o poder divino reside na consciên-

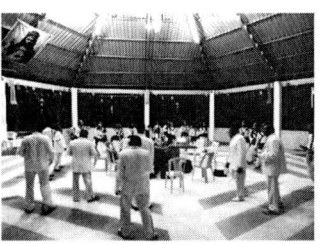

Fotografia 2 – Cena cerimonial

cia que incorpora a Deusa da floresta" (YOSHINO, 2011, s/p). Especialmente porque os brasileiros cantaram constantemente com voz profunda e penetrante, os hinos reverberaram em todo o corpo do autor um estado extremo de consciência.

4. Movimentos corporais: além da longa caminhada até o sítio, houve um momento de caminhar para dentro da floresta com o propósito de orar. O cantar dos hinos é combinado com a repetição de passos simples. A participação de todo o processo da cerimônia sempre envolveu esforço físico considerável.

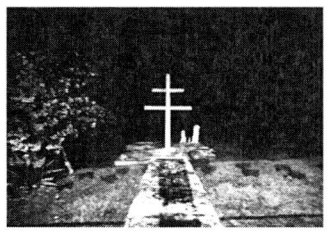

Fotografia 3 – Cruz de Santo Daime dupla

5. Meditação: no decorrer da cerimônia, momentos de meditação foram realizados. Como a percepção e emoção são ampliadas muitas vezes durante a cerimônia comparadas com o tempo normal, os participantes tornam-se hiperconscientes da circunstância interna e externa. O estado alterado de consciência pode causar uma "viagem" a outro mundo. Mesmo após o fim da cerimônia, pode-se espontaneamente entrar em um estado meditativo e tranquilo.

6. Bebendo o "Chá Divino": um tipo especial de chá foi servido como uma Comunhão Sagrada. Essa é uma tradição do Neoxamanismo Amazônico e tem um efeito potente no que tange à alteração do estado de consciência. Esse chá, como detalhadamente descrito na próxima Seção, é chamado de "daime" dentro da comunidade do Santo Daime, ou mais comumente "ayahuasca". A produção do chá é conduzida devotadamente como uma cerimônia, e mesmo durante o trabalho árduo, cada processo da operação é acompanhado pelo cantar dos hinos (YOSHINO, 2011).

Entre essas seis características, esse é o elemento peculiar do Neoxamanismo Amazônico. Apesar disso, os outros cinco elementos são provavelmente componentes universais da prática ascética transpessoal, assim como observado em várias tradições espirituais em outras partes do mundo (ISHIKAWA, 2013, 2014, 2015). Por exemplo, no caso do *"shugendō"* japonês, praticado desde a antiguidade, a prática do *"sangaku shugyō"* (*sādhanā* na montanha) satisfaz todas as cinco, se considerarmos o *mantra* (enunciado sagrado), a recitação do *sutra* (cânone) e a utilização do trompete no *horagai* (tritonis gigante) como uma substituição de elementos (ISHIKAWA, 2012).

2.4 Ayahuasca

A Ayahuasca, que tem sido usada na tradição xamanística Amazônica, significa "vinha da morte" ou "vinha do espírito" em Quecha. *"Yagé"* é uma variante de seu nome em regiões diferentes e *"Banisteriopsis caapi"* é seu nome botânico. É uma trepadeira de grandes proporções que pode alcançar metros de comprimento. O "chá divino" é produzido a partir de sua casca dura, extraída com uma marreta; essa casca é combinada a outra com várias plantas, empilhadas em diversas camadas, e então cozidas por muitas horas em um forno (YOSHINO, 2011). As Fotografias 4 e 5, tiradas no subúrbio do Rio de Janeiro, mostram as etapas para se processar a ayahuasca.

Fotografia 4 – Local de trituração da vinha do caapi

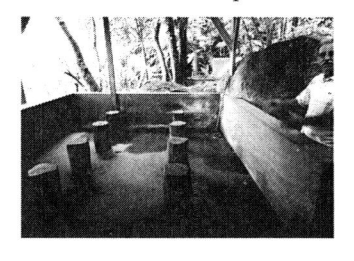

Fotografia 5 – Local onde a ayahuasca é cozida

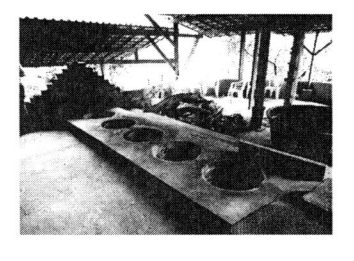

As folhas da *"Psychotria viridis"* (ou *"chacruna"*) (GROB, 1999) constituem uma outra planta a ser combinada. Em geral, o líquido extraído da mistura dessas duas plantas é chamado de ayahuasca.

Psychotria viridis contém uma substância chamada de "dimethyltryptamine" (DMT), que causa a alteração do estado de consciência. Embora o DMT tenha um efeito visual forte, ele não exerce nenhuma ação por meio da ingestão oral única devido à desativação pela monoaminoxidase secretada pelo estômago. Por outro lado, combinada com a *Banisteriopsis caapi*, que contém um "inibidor da monoaminoxidase" (IMAO), mais especificamente "alcaloides harmina", o DMT pode ser absorvido em estado ativo e causar mudanças drásticas no sistema nervoso central (GRINSPOON; BAKALAR, 1979; GROB, 1999).

O efeito do DMT acontece de forma repentina e intensa, o que justifica ele ser chamado de "explode cabeças". Mesmo que ele seja equivalente ao efeito do LSD, investigado extensivamente no passado, sabe-se que o primeiro é ainda mais forte (GRINSPOON; BAKALAR, 1979).

Ambos os efeitos do DMT contido na *Psychotria viridis* e os alcaloides harmina contidos na *Banisteriopsis caapi* estão listados nos Quadros 1 e 2. Contudo o efeito da ayahuasca advindo da combinação não é de fato uma simples soma dos dois. É suposto que a mistura apresenta diferentes traços comparada à ingestão separada de cada uma delas: ela age de forma mais moderada, sustenta-se por um tempo mais longo e diversifica os motivos orgânicos e naturais refletidos na visão (MCKENNA, 1992).

Sabe-se também que a ayahuasca é eficaz no tratamento da dependência às drogas. Por exemplo, a cerimônia de Ayahuasca é praticada em um instituto peruano "Takiwasi", fundado em 1992 em Tarapoto como um centro de reabilitação para dependentes de cocaína, drogas baseadas no ópio, álcool e nicotina etc. (MABIT; GIOVE; VEGA, 1995; YAMAMOTO, 2012). Por fim, em contexto não religioso, a ayahuasca é considerada uma panaceia em seus países de origem. A eficácia como um purificante contra parasitas também tem sido observada (MCKENNA, 1992).

Quadro 1 – Efeitos do DMT

(Físicos)
Midríase; aumento de inflexão profunda; aumento da frequência cardíaca, pressão e temperatura corporal; tontura e náusea; calafrio; dor; excitação; respiração profunda; aumento de apetite; insônia etc. Cada um desses efeitos não aparece necessariamente toda vez e sintomas adversos ou mais abrangentes podem ocorrer.
(Mentais)
Estimulação tal como brilho intenso; intensificação da reação à beleza; apuramento da percepção cromática; compartilhamento saudável de afetos profundos; descoberta de significado especial para posições espaciais; aprimoramento de percepções avançadas.
Notável aumento da consciência corporal; alteração do sentido tátil; letargia ou suspensão da percepção temporal.
Imagens vívidas ao fechar dos olhos; padrões geométricos; cenários; estruturas arquitetônicas; criaturas vivas; desenvolvimento da visão de objetos simbólicos.
Aumento da sugestibilidade; exagero de emoção; obtenção de níveis extraordinários de firmeza e inocência. Intensificação de emoções tais como o amor, o prazer, o desejo, raiva, dor, medo, solidão.

> Efusão de todas as emoções ambíguas recalcadas. Emergência seria o pensamento e visão.
>
> Percepção de fusão em movimento rítmico e substâncias dissolvidas em seus traços mórficos; experiência de transporte ou viagem para outro universo.

(Fonte: criado pelo autor baseado em GRINSPOON; BAKALAR, 1979)

Quadro 2 – Efeitos dos alcalóides de harmala

(Físicos)
Náusea; vômito; transpiração; tontura; fadiga; tremor; torpor; flacidez muscular.
(Mentais)
Transe acompanhado de imagens fantásticas; desenvolvimento de imagens em estado desperto; sequências análogas à de filmes ou imagens vívidas ao fechar os olhos; sensação de flutuação ou como se voasse no ar; sensação de queda para dentro do próprio corpo; experiência de morte. Perder-se em pensamento e relutar na comunicação com outros.

(Fonte; criado pelo autor baseado em GRINSPOON; BAKALAR, 1979)

2.5 O Conhecimento Hiper-racional do Xamã

Aqui surge uma grande questão nas mentes de nós que fomos educados à maneira ocidental: como os indígenas puderam selecionar de forma exata as duas espécies de plantas entre uma miríade de outras e descobrir a técnica especial de combiná-las em um equilíbrio adequado sem possuírem nem conhecimento científico ou instrumentos de laboratório? É difícil oferecer uma explicação lógica e isso ainda é considerado um mistério.

Fotografia 6 – Extração de seiva da copaiba mari-mari

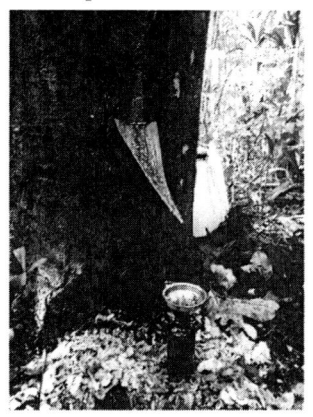

Quando o autor perguntou sobre o método original de produção medicinal, um xamã local, que é ao mesmo tempo um "médico" com conhecimento vasto de medicina natural, respondeu apenas que "as entidades ou Deusa indicavam diretamente o local para a obtenção, o método para a preparação e a utilidade". Durante a estadia no vilarejo no Acre, o xamã apresentou ao autor a seiva da árvore sagrada chamada de *copaíba mari-mari* e ressaltou que se trata de um remédio versátil e eficiente não apenas para ferimentos ou inflamações, mas também para espantar maus espíritos. Durante a caminhada de quatro a cinco horas, ele muitas vezes lhe passou a garrafa cheia de seiva das árvores sagradas (Fotografia 6). Sua fala naquele momento, a advertência de "nunca contar aos outros a localização das árvores" ainda impressiona o autor. De fato, a floresta era densa e obviamente seria impossível encontrá-las novamente. Mas se os lugares fossem descobertos por pessoas de fora, como os ocidentais, somente o remédio seria extraído, e assim as árvores seriam cortadas e a floresta queimada.

Em suma, graças ao xamã que ofereceu vários tipos de óleos e remédios, mesmo vivendo de forma primitiva sem infraestrutura básica, caminhando descalço e se banhando no rio Vermelho lamacento, o autor pôde se manter saudável mental e fisicamente, sem contrair nenhuma doença ou ser atingido por insetos nocivos (Fotografia 7).

Fotografia 7 – Aplicação de um muco extraído de um tipo especial de sapo, na pele queimada, que pode melhorar o desempenho

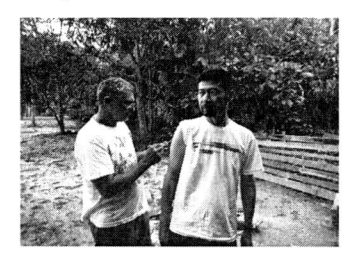

2.6 Controvérsia sobre as Substâncias Psicodélicas

A ayahuasca, também chamada de "chá divino" ou "daime" etc., é reconhecida como um dos "psicodélicos" mais poderosos do ponto de vista medicinal. Originalmente, esse termo composto consiste de "*psychē*" (espírito ou alma) e "*dēlos*" (visível ou aparente) em grego, ou seja, significa "deixar a alma se manifestar" (GRINSPOON; BAKALAR, 1979).

Nos dias atuais no Japão, na literatura acadêmica representada pela medicina, o termo "psicodélico" é traduzido como "alucinógeno". Mas do ponto de vista etimológico, a tradução significa diretamente o oposto e conota um julgamento de valor negativo. Embora o autor prefira termos mais neutros para adotar como "psico-expansor" (*seishin-tenkaizai*), esse é menos comum. Assim, neste artigo usamos o próprio termo ao invés de traduzi-lo. Para uma definição, pode-se aplicar a conceituação do psiquiatra Lester Grinspoon e do jurista James B. Bakalar, conhecidos como autoridades nesse assunto: "uma droga psicodélica é aquela que, sem causar adição física, síndrome de abstinência, ou outros distúrbios psicológicos, delírio, desorientação, ou amnésia, induzem, de forma mais ou menos confiável, a reflexão, o humor, e mudanças de percepção que de outra forma seriam vivenciadas raramente, com exceção dos sonhos, exaltação contemplativa e religiosa, flashes de memória involuntária vívida, e psicose aguda" (GRINS-POON; BAKALAR, 1979, p. 9).

Como listado no Quadro 3, os psicodélicos têm muitas denominações em inglês também. Como pano de fundo há circunstâncias que, acima das condições e influências físicas e psíquicas causadas pelos psicodélicos, o julgamento de valor tem sido diversificado, as opiniões têm sido extremamente polarizadas tanto na aprovação ou na negação, e a discussão continua.

Nos contextos em que psicodélicos são utilizados, por exemplo, para a prática religiosa como o xamanismo, ou para a administração de tratamento médico como a "terapia psicanalítica", diferentes agentes, como xamãs, disciplinadores, seguidores e pacientes participam ou estão implicados de alguma forma. Quase nenhum desses agentes pensará que os efeitos de percepção, emoção, memória e sensação corporal causados pelos psicodélicos são alucinações sem sentido. Pelo contrário, um número considerável deles acredita que se pode alcançar a verdade por meio dos psicodélicos ou que a suposta "realidade" está, outrossim, mais próxima à ilusão.

Quadro 3 – Psicodélicos e suas principais denominações

Denominação	Tradução para o japonês	Julgamento de valor	Comentários (significado ou intensidade etc.)
psicodélicos	seishin-tenkai-zai or genkakuzai	neutro negativo	O psiquiatra Humphry Osmond propôs em 1956 como um termo livre de julgamento de valor. Presume-se que consiste de *psychē* (mente, alma) e *dēlos* (iluminado, visível com clareza) em grego.
psicotomimético	seishin-ijō-haisugen-bus-shitsu	negativo	Considera-se que a substância causa sintomas que se assemelham à doença psiquiátrica e busca amenizá-los.
alucinógeno	genkakuzai	negativo	A etimologia é "insanidade" em latim.
psicodisléptico	seishin-henyō--busshitsu	neutro	Geralmente usado na Europa e América Latina.

Denominação	Tradução para o japonês	Julgamento de valor	Comentários (significado ou intensidade etc.)
Phantastica	*gensō-busshitsu*	positivo	O termo que tem uma nuance poética foi inventado pelo psicofarmacologista Ludwig Lewin e endossado por Albert Hofmann e Richard Schutz.
entógeno	*enseojen*	positivo	Proposto por um grupo de etnobotânicos e acadêmicos religiosos. O termo composto, formado por en (dentro) + theos (deus) + genes (produtor) em Grego significa "ver Deus dentro de si mesmo" ou "gerar a divindade no interior".

(Fonte: criado pelo autor baseado em GRINSPOON; BAKALAR, 1979)

Por outro lado, para aqueles que não têm o conhecimento, ou o têm mas sem a experiência, ou o usam como um instrumento simplista de prazer ou escapismo, as visões causadas pelos psicodélicos significam apenas alucinação inútil ou diversão para aliviar o tédio.

Por causa dessa situação de tamanha polarização, a discussão sobre os psicodélicos tende a ser carregada de emoção entre os apoiadores e os críticos. Para estabelecer uma discussão mais construtiva, é importante equilibrar o conhecimento científico externo e a investigação fenomenológica baseada na experiência (em primeira pessoa). Tal abordagem pode nos permitir alcançar a verdade.

2.7 "Set" e "Setting" como Fatores Principais da Experiência Xamanística

Na última parte deste artigo, a experiência interna do Neoxamanismo será explorada em profundidade. Nessa exploração, deve-se prestar atenção ao fato de que, embora os psicodélicos sejam indubitavelmente um elemento crucial, a experiência como um todo não pode simplesmente ser explicada ou reduzida a ações farmacológicas.

As experiências acionadas por psicodélicos são surpreendentemente amplas, abundantes e multifacetadas. Grinspoon e Bakalar afirmam de forma categórica: "(e)m um sentido há o 'efeito psicodélico'; dizer que alguém toma

LSD diz pouco menos sobre o conteúdo e importância dessa experiência do que dizer que ele teve um sonho" (1979, p. 90). Por isso, o fato isolado de ingerir ayahuasca é insignificante, assim insignificante, assim como o fato de ter um sonho diferente de pessoa para pessoa, sem falar do momento e da percepção.

Ou seja, o que caracteriza a experiência é a *"set"* e o *"setting"* (BRAVO; GROB, 1996). Por um lado, o *"set"* significa atitude ou motivo para participar do evento xamânico.

Por outro lado, *"setting"* diz respeito a situações externas diversas: local da cerimônia, tempo, estrutura do programa, regras, ambiente, contexto cultural e religioso, o xamã e outros participantes, o que também inclui a experiência de cada um, inteligência, afeto, personalidade, condição física, crença, espiritualidade (divindades ou entidades). Combinados o *set* e o *setting* adequados, os psicodélicos funcionam como um elemento benéfico, de outra forma, caso eles sejam usados apenas por curiosidade ou sem preparo, eles podem causar pânico, onda ruim, *"bad trip"* ou acidentes mentais e físicos graves.

Já foi mencionado na Seção 2. 2 que este estudo tem o foco delimitado no "processo psicológico" dos Neoxamanismos. Mesmo que esse foco esteja restrito ao Santo Daime, a heterogeneidade dentro dessa comunidade deve ser considerada. Por exemplo, cada xamã tem uma carreira, disposição, assiduidade e procedimento cerimonial diferentes. O autor observou que esses fatores influenciam de forma determinante a qualidade da experiência de cada participante. Assim, o contexto é consideravelmente diverso em cada comunidade e a identidade que une a ordem religiosa nunca implica que o contexto é o mesmo em cada uma delas.

Além dos seis traços do Neoxamanismo apresentados na Seção 2. 3, o *setting*, ou contexto, é o fator que confere uma influência diversa para os participantes. Ressalta-se que a motivação dos participantes e o estado mental são os elementos mais críticos.

Como observado anteriormente, a experiência interna do Neoxamanismo deve ser compreendida em termos de motivação e de contexto como nexo entre inúmeros elementos, assim como o Budismo percebe que cada fenômeno ocorre em meio a uma "geração dependente" (*paṭicca-samuppāda*), caso contrário pode-se não conseguir apreender a essência do mesmo.

A acadêmica religiosa Akira Masaki indica de forma breve que "a experiência psicodélica é indispensável para a experiência religiosa, mas a primeira sozinha não consegue ser a segunda" (MASAKI, 2002, p. 292).

2.8 Revisão dos Estudos Psicológicos do Neoxamanismo Amazônico

Aqui, apresentaremos uma revisão dos estudos psicológicos/psiquiátricos sobre o Neoxamanismo Amazônico realizados até o momento. No início, devemos abordar o "Projeto Hoasca". "Hoasca" é uma versão portuguesa de "ayahuasca".

Em 1993, um projeto de pesquisa multinacional e multidisciplinar sobre a eficácia da ayahuasca foi iniciado em Manaus, Brasil, com a colaboração da UDV (GROB *et al.*, 1996). Nesse projeto, uma avaliação psicológica de longo prazo foi conduzida, tendo como sujeitos, por um lado, quinze membros pertencentes à UDV, e que já haviam tomado a ayahuasca; por outro lado, um grupo controle com outras 15 pessoas que nunca haviam tomado o chá foi selecionado. Para ambos os grupos foram aplicadas entrevistas diagnósticas psiquiátricas estruturadas, testes de personalidade e avaliação neuropsicológica.

Como resultado, a remissão de doença psiquiátrica foi observada no grupo de consumidores da ayahuasca. É notável que entre os examinados, 73% tinha histórico de consumo de álcool, 33% de violência relacionada à bebida, 27% de abuso de substâncias estimulantes e 55% de adição ao tabaco. Esses indivíduos foram observados antes da admissão à ordem, mas todos solucionaram seus problemas após começarem a participar da cerimônia de ayahuasca. Avanços também foram notados para a depressão e transtorno de ansiedade preexistente.

No teste de personalidade, uma diferença notável foi observada no grupo da ayahuasca e no grupo controle. Em comparação com o último, os membros da UDV tiveram resultados significativos no campo "busca por novidade", o que quer dizer que sua personalidade pode ser descrita como reflexiva, rígida, leal, estoica, de temperamento equilibrado, frugal, ordenado e persistente, alta sociabilidade e maturidade emocional. Além disso, eles foram tidos como confiantes, relaxados, otimistas, despreocupados, desinibidos, extrovertidos e entusiasmados, e tiveram uma pontuação alta nos quesitos memória e concentração (GROB *et al.*, 1996, p. 9-10).

As descobertas do Projeto Hoasca implicam que a participação constante na cerimônia de ayahuasca traz vários benefícios como a melhora da doença psiquiátrica, uma personalidade mais saudável e o avanço no status das funções neuropsicológicas.

Colateralmente, vale mencionar aqui que, como mencionado na Seção 2.4, a ayahuasca contém DMT. Embora a substância química seja internacionalmente designada como uma droga e sua posse ou uso seja proibida, o governo brasileiro aprovou oficialmente sua legalidade em 1987 para fins religiosos. Assim, os estudos citados foram todos conduzidos de forma legal.

Barbosa e colaboradores (2005) conduziram a primeira avaliação psicológica com foco em participantes da UDV e do Santo Daime. Dezenove membros do Santo Daime e nove membros da UDV foram acompanhados quatro dias antes e duas semanas após a cerimônia. Na enquete preliminar, baseada em entrevistas semiestruturadas e numa escala psiquiátrica, o estado de saúde mental foi avaliado. Na enquete posterior, a mesma avaliação foi feita novamente e entrevistas fenomenológicas sobre o estado alterado de consciência (ASC) foram conduzidas.

Como resultado, vários fenômenos visuais, luminosidade, sentimento de tranquilidade, iluminação e reações de desconforto foram reportados. No grupo do Santo Daime, uma redução significativa de sintomas psiquiátricos ocorreu. "Os sujeitos de ambos os grupos relataram mudanças comportamentais em relação à assertividade, serenidade, e vivacidade/ alegria" (BARBOSA; GIBLIO; DALGALARRONDO, 2005, p. 193). O estudo equivalente de Barbosa e colaboradores conduziu uma avaliação de sintomas psiquiátricos, além de examinar a personalidade e qualidade de vida em 23 sujeitos-alvo (15 do Santo Daime e 8 da UDV) seis meses antes e depois da experiência com a ayahuasca.

Como resultado, no grupo do Santo Daime foram observadas melhoras nos sintomas psiquiátricos, na saúde mental, e a alteração no que diz respeito à atitude que se tornou mais confiante e otimista. No grupo da UDV, foram observados a diminuição de dores físicas e uma mudança na atitude que passou a ser mais autônoma.

Kjellgren e colaboradores (2009) examinaram as descrições de 25 participantes do Norte da Europa com relação à experiência em grupo com ayahuasca e as analisaram por meio de método psicológico fenomenológico. As categorias gerais extraídas dos resultados foram reunidas em seis temas: "(a) motivação e objetivo; (b) pavor ou contração diante de situação ameaçadora; (c) mudança repentina da percepção da experiência; (d) estados expansivos livres seguidos de experiências transcendentais; (e) reflexão,; e (f) mudança na visão de mundo e uma nova orientação para a vida". Eles relatam que os participantes obtiveram muitas melhoras físicas e psicológicas que indicam que a ayahuasca pode ser de interesse potencial no desenvolvimento de novos medicamentos e terapias (KJELLGREN; ERICKSON; NORLANDER, 2009, p. 309).

Bouso e colaboradores (2012, p. 1) conduziram sua pesquisa para investigar "o impacto do uso reiterado de ayahuasca no bem-estar psicológico, saúde mental e cognição" e "avaliaram personalidade, psicopatologia, atitude e desempenho neuropsicológico". Eles examinaram 127 consumidores de ayahuasca e 115 de um grupo controle no início e um ano depois.

Como resultado, os consumidores regulares de ayahuasca não só obtiveram melhores resultados em todos os quesitos psiquiátricos, mas também mostraram "maior autotranscendência" e "menor insegurança e aversão ao perigo". No aspecto atitude, eles "obtiveram resultados melhores no Inventário de Orientação Espiritual, no Teste de Propósito de Vida e no teste de Bem Estar Psicossocial". No teste de acompanhamento um ano depois, essas diferenças se mantiveram. Eles observam que não encontraram evidência de desajuste psicossocial, deterioração da saúde mental ou dano cognitivo no grupo de consumidores de ayahuasca" (BOUSO *et al.*, 2012, p. 1).

Halpern e colaboradores preocupam-se com o fato de que embora "a Suprema Corte dos Estados Unidos da América reconhece que uso de ayahuasca é protegido, pouco se sabe sobre as consequências para a saúde dos norte-americanos". Eles conduziram entrevistas, "exames físicos, registro do histórico de uso, e uma variedade de medidas psicológicas" para 32 membros norte-americanos do Santo Daime (HALPERN *et al.*, 2008, p. 15).

Como resultado, "o teste físico e os resultados revelaram sujeitos saudáveis" e "os membros relataram benefícios psicológicos e físicos relacionadas com a ayahuasca". "19 sujeitos satisfizeram os critérios no que diz respeito ao transtorno psiquiátrico, sendo que 6 tiveram remissão parcial, 13 remissão total, e 8 relataram indução à remissão por meio da participação na igreja. 24 sujeitos que tinham histórico de abuso ou dependência de álcool ou drogas descreveram a participação na Igreja como o momento de virada em sua recuperação" (HALPERN *et al.*, 2008, p. 15). O estudo mostra que a cerimônia da ayahuasca traz influências positivas para os participantes norte-americanos.

Silveira e colaboradores (2005, p. 129) conduziram um estudo para comparar "40 adolescentes de um grupo brasileiro de ayahuasca" com números iguais de "controles nos quesitos gênero, idade, histórico educacional e sintomatologia psiquiátrica". Eles aplicaram uma pesquisa de filtro com base nos critérios "depressão, ansiedade, padrões de consumo de álcool, problemas de atenção, e transtornos físicos dimórficos". Como resultado, foram detectadas baixas taxas de sintomas psiquiátricos entre os adolescentes consumidores de ayahuasca. Gable (2007, p. 24) conduziu entrevistas para os consumidores de ayahuasca e sugeriu que a ingestão de DMT em cerimônias religiosas é relativamente segura e o risco de dependência ou transtorno psicológico é mínimo.

Por meio da revisão de pesquisas anteriores sobre o uso de ayahuasca no Neoxamanismo, traços comuns foram observados entre os consumidores em contexto religioso com a comprovação de efeitos físicos e mentais positivos e efeitos curativos no plano psicopatológico.

2.9 Relevância da Abordagem em Primeira Pessoa/ Fenomenológica como Metodologia

Até aqui, os fatores externos presentes no Neoxamanismo Amazônico e os argumentos psicológicos/psiquiátricos foram apresentados. Contudo nós só conseguimos obter um conhecimento tangencial por meio destes exercícios. Com base no conhecimento discutido anteriormente, o presente estudo tem como objetivo utilizar a abordagem fenomenológica para desenvolver o cerne desse tema. Em outras palavras, isso significa mergulhar no universo xamanístico por meio da inserção do corpo do próprio pesquisador e assim obter uma experiência interna direta da experiência.

Esse tipo de "abordagem em primeira pessoa" do Neoxamanismo nunca havia sido conduzida na literatura acadêmica no Japão até onde o autor sabe. O trabalho do antropólogo Hirukawa intitulado *Seishin no seiza: nai-uchūhikōshi no meisōroku (Constelação de espírito: relatos de um psiconauta à deriva)"* (2011) é uma autodescrição detalhada sobre a experiência interna. Por outro lado, exemplos de mídias japonesas são revistas pouco conhecidas, livros, ou histórias pessoais da internet com as quais nos deparamos ocasionalmente. Ainda assim, todos esses relatos são destinados ao público em geral.

Surge então um questionamento. No contexto japonês, enquanto o Neoxamanismo como "fenômeno cultural" tem sido estudado por antropólogos, por que a experiência interna nunca pode ser um objeto de investigação psicológica ou psiquiátrica?

Por um lado, o autor presume que isso se deve a situações nas quais os psicodélicos são considerados simplesmente como "drogas perigosas", a aí são aplicadas generalizações indiferentes e nenhuma atenção é dada até mesmo para os efeitos ou potenciais benéficos em contexto religioso ou psicoterapêutico. Por outro lado, pode ser observado que as ações psicodélicas são a força presumida como "princípio paterno"; por contraste, a clínica psicológica japonesa, como notado com frequência, está muito inclinada ao "princípio materno", enfatizando a empatia ou compaixão com os clientes. Isso quer dizer que os psicodélicos exercem uma força peremptória, revelam conflitos internos de quem os usam ou que se dispõem a experimentá-los, e permitem a extraordinária emergência contingente da percepção da realidade chegar até ele/ela. Assim, é suposto que esse poderio paterno pode ser instintivamente rejeitado do campo da clínica psicológica materna no Japão. O poderio dos psicodélicos, que facilmente rompem com qualquer estereótipo, podem engendrar uma antipatia inconsciente, além de medo e ansiedade, até mesmo para os experts como o psicoterapeuta ou o pesquisador.

Dessa forma, a pesquisa acadêmica que apresentamos, pautada no estudo de caso fenomenológico sobre os psicodélicos e escrita no idioma japonês, pode ter grande relevância.

Ela pode criar uma conexão não apenas com a reavaliação da psique profunda ou sabedoria espiritual das culturas orientais e indígenas, mas também com a avaliação balanceada dos desafios reais e potenciais associados aos psicodélicos.

Porém há uma armadilha metodológica nesse tipo de abordagem fenomenológica ou em primeira pessoa. Trata-se do risco de ser inundado por uma experiência tão intensa e finalmente perder a ancoragem na objetividade. Com relação a essa ressalva, o autor insiste que as condições a seguir funcionam até certo ponto como "preventivas".

Em primeiro lugar, no momento de escrita deste artigo, já se passaram mais de três anos desde que o autor teve a experiência Neoxamanística na Amazônia, sendo que ele não teve nenhuma experiência equivalente nesse período. Esse período de esfriamento temporal, deve-se ressaltar, psicologicamente suficiente, fez com que ele obtivesse o distanciamento retrospectivo necessário da experiência passada. Obviamente, pode-se questionar se esse período de tempo é suficiente ou não, o fato importante é que ele pelo menos impõe uma certa distância.

Em segundo lugar, o autor (pesquisador) tem atuado como especialista acadêmico na psicologia clínica e psicologia transpessoal por quase 20 anos e acumula uma vasta gama de perspectivas acadêmicas.

Em terceiro lugar, o autor (pesquisador), como psicoterapeuta clínico, tem praticado a terapia por quase 20 anos. O encontro constante com o mundo densamente subjetivo dos clientes (incluindo o mundo do devaneio patológico às vezes) exige que ele mantenha uma atitude particular que pode ser expressa no slogan "observação participante". Isso significa que o autor foi suficientemente treinado para lidar com a "dualidade" de perspectiva, ou seja, para manter a compatibilidade entre o entendimento intersubjetivo/empático em relação aos outros e o entendimento objetivo distanciado por outro lado.

Em quarto lugar, o autor (pesquisador) tem praticado vários tipos de (técnica corporal) "somática" e meditação por mais de 10 anos. Por meio dessas práticas, ele tem estado constantemente envolvido ora ou outra com experiências comuns e incomuns, e tem observado seu corpo e mente, além de ter feito um esforço contínuo para integrar ambos.

Em quinto lugar, este estudo é uma tentativa de compreender a experiência Neoxamanística em referência aos "cânones" (*sutta*) do Budismo Primitivo. Esse conhecimento é baseado em uma perspectiva cultural e filosófica totalmente diferente.

Levando em conta os pontos supracitados, pode-se manter um certo nível de segurança ao explorar a experiência interna do Neoxamanismo sem tender ao subjetivismo e ao mesmo tempo mantendo perspectivas analíticas neutras e sóbrias. Apoiar-se nos cinco fundamentos condicionais pode permitir ao autor explorar o extraordinário mundo interno dos xamãs sem prejulgamentos. Assim, uma nova possibilidade se abre para observar e descrever esse tema a partir da perspectiva fenomenológica original, como proposta por Husserl (1850), e também para desenvolver um senso intuitivo genuíno.

Esse método é uma abordagem do mundo experiencial não mediada em "primeira pessoa", a qual não se poderia chegar nem pela via da abordagem em "terceira-pessoa" das ciências naturais nem pelas pesquisas com entrevistas em "segunda-pessoa". É bem verdade que o mundo Neoxamanístico "não é perceptível ao menos que você o experiencie diretamente". Em outras palavras, há uma grande diferença entre o entendimento externo e o interno que é adquirido por meio do lançar-se à experiência.

Para usar a metáfora da "viagem", a abordagem externa fornece apenas informações limitadas baseadas em mapas ou guias turísticos. Por contraste, a abordagem interna fornece informações imediatas infinitas adquiridas uma vez que se caminha com os próprios pés. Na averiguação acadêmica do Neoxamanismo, a distância real é bem maior que a metáfora. Por isso, a abordagem em primeira pessoa é o método mais espontâneo, o caminho por excelência para a exploração, e uma forma viável de alcançar o conhecimento essencial.

3 Experiência Interna e Resultados do Neoxamanismo Amazônico

A selva do interior da Amazônia é, como esperado, um espaço natural, um lugar complexo em comparação com o Japão em termos de geografia, meio ambiente, cultura etc. Mais do que isso, o autor teve uma série de experiências que são bem distantes de seu cotidiano psicológico e espiritual. Dentre estas, três experiências que trouxeram impressão especialmente marcantes e impacto duradouro nos últimos tempos são selecionadas e descritas nas seções seguintes. Essas são as experiências de inferno, de desespero e de confissão; também as de possessão, "ecstasy" (fenômeno no qual a alma sai do corpo) e a experiência de paraíso; as de meditação, de iluminação e de encontro com a experiência sobrenatural. Além disso, o processo de retomada e integração à vida diária é brevemente descrito. Como no caso da emergência espiritual ou experiência de quase-morte, nessas experiências extraordinárias, o momento posterior a elas é mais importante, embora ele tenda a ser ignorado e frequentemente implica muito mais dificuldades. E agora, nas seções seguintes (especificamente nas Seções 3. 1 a 3. 4), para a descrição da experiência interna, "Eu" como nominativo da primeira-pessoa será adotado, em contraste com a terceira-pessoa do "autor".

3.1 A Experiência de "Inferno"

A cerimônia começou então após o pôr do sol. A fogueira foi montada sob a lenha posicionada no centro do espaço. Na oração que iniciava a cerimônia, eu desejei do fundo do meu coração que: "por favor, guie-me para o mundo xamanístico genuíno". Isso na verdade me levou a eventos irreversíveis.

Após a oração e a oferenda do "chá divino", eu estava cantando hinos e bailando ao redor do fogo em um círculo. Eu senti uma boa vibração ao dançar, mas, de repente, uma mudança ocorreu. Eu pude sentir que *os sons da cantiga do hinário*, que haviam ressoado confortavelmente até então *começaram a penetrar meu corpo repentinamente*. A dor insuportável causada por esses sons forçou-me a deixar o círculo e eu fiquei sozinho na floresta.

A visão foi se alterando e o senso de equilíbrio totalmente perdido em um mundo caleidoscópico no qual a fluidez espacial torna as coordenadas identificáveis. Era uma sensação como se tivesse sido lançado em um oceano de energia gravitacional. Quando movi meu corpo após um tempo, movido por essa sensação, pude visualizar oscilações sutis de energia que se projetavam na minha cabeça e membros. A fronteira que divide o interior e o exterior do meu corpo tornaram-se indiscerníveis.

Após a constatação fugaz de que o mundo é um oceano de energia sem limites, emoções agonizantes irromperam de meu interior e apertaram meu coração. Eu senti meu corpo tão pesado quanto chumbo e era difícil manter minha coluna reta. Tendo me transformado em uma estátua incapaz de caminhar sozinho, eu senti-me desconfortável e me arrastei no chão agarrando as raízes das árvores e a grama. Tomado pela náusea e abrindo minha boca, eu não conseguia vomitar. Por outro lado, simultaneamente, um soluço baixo foi trazido até a boca que se abriu totalmente. Em meio a lama e folhas caídas, o vômito emocional seguiu. Luto, desespero, sofrimento e raiva irromperam alternadamente e eu desabei no chão sem ar. Sufocado por uma angústia extrema, eu gritei desesperadamente "Deus, ajude-me". Enquanto eu gritava repetidamente, nada mudou. Eu era um pobre pedinte que pode somente implorar pela ajuda de Deus.

Um fragmento ainda persistente de meu estado normal de consciência havia visto eu me arrastar e rugir em aparência monstruosa. Eu pensei: "Eu sou o perfeito psicótico ou insano. Ah, estou despedaçado". Eu também podia manter uma perspectiva profissional e me observar e conceber que os psicóticos vivem em um mundo de sofrimento. O xamã que detectou minha aparência desolada chegou até mim, abraçou-me e disse que "isso é o que todo xamã deve vivenciar. Eu também já passei por isso". Eu que tinha me tornado um louco não podia evitar me sentir grato e me aconcheguei em seu abraço, dizendo: "obrigado, obrigado". Contudo o xamã saiu pouco após eu ter sido jogado no mundo de sofrimento mais uma vez. Foi de fato inesperado que minha ação de prece, "por favor, leve-me ao mundo do xamã", houvesse resultado nesse nível de angústia. Confinado em um mundo sem saída, eu estava literalmente estupefato.

Ao mesmo tempo eu desejei ter uma morte para escapar da extrema intensidade do sofrimento, e de alguma forma eu então me dei conta de que aquele sofrimento nunca iria terminar mesmo que eu morresse. Eu senti como se o tempo houvesse parado e desesperei diante da ideia de que cada momento de minha existência era puro sofrimento. Eu pensei que iria terminar minha vida tornando-me um insano na selva no lado oposto da Terra. Então, os rostos das pessoas que eram estimadas por mim ou aquelas por quem sentia gratidão no Japão vieram à minha mente e eu me senti triste e envergonhado por ter perdido minha vida nessa jornada irresponsável.

Logo a seguir, cenas de minha vida passada vieram em visões realistas uma após a outra. Cada visão estava relacionada com momentos nos quais eu concebi intenções malignas, disse coisas ruins ou adotei atitudes ruins em relação aos outros. Diversas cenas de minha vida inteira desde o nascimento até o presente, mesmo as triviais da infância, vieram em séries. Eu estava surpreso que cada um daqueles incidentes havia sido gravado em algum lugar de mim mesmo. Eu percebi que nenhuma de minhas ações, fosse elas as menores, tinha sido apagada, ou então que não apenas as ações, mas as intenções em minha mente foram escaneadas e memorizadas.

Eu não podia apenas visualizar aquelas cenas, mas também podia perceber de forma tangível a existência do coração sujo e egoísta em meu peito. Simultaneamente, experienciar de forma misteriosa que os danos causados a outros pelas minhas ações ou palavras tornaram-se sensíveis como minha própria emoção de maneira ampliada. Eu senti um remorso terrível, ajoelhei-me e disse repetidamente: "Eu sinto muito, eu sinto muito, eu sinto muito" para implorar por perdão. Eu era de fato o "arqui-inimigo". Por isso, agora, pensando nessa experiência, eu estava condenado ao inferno e podia ver cada caso de minha perfídia como evidência. Eu me entreguei ao choro de lágrimas e desesperadamente confessei do fundo do meu coração.

Após pedir desculpas por provavelmente uma dúzia de minutos, eu gradualmente percebi meu corpo e mente tornando-se mais leves e o entorno se iluminou. Eu senti, "Eu fui perdoado". Eu fui libertado do sofrimento.

Logo após escapar do inferno, eu dei-me conta de que essa era uma experiência inevitável do mundo xamanístico. Deus respondeu a minha prece. Eu tive uma experiência condensada para purificar emoções negativas enterradas no fundo do meu coração, para confessar a perfídia com consciência, para ser honestamente humilde e para limpar a sujeira de meu coração. Eu concluí que aquilo era claramente uma intenção consciente ou poderia representar, digamos, a vontade de Deus, de que eu permitisse o curso de minha própria vida se revelar como sombras projetadas de um *"sōmatō"* (ou "lanterna giratória" que no Japão é vista como a visão retrospectiva da vida que se pode ver no momento logo antes de sua morte), o qual teria sido editado em uma versão composta de meus malfeitos. Eu considerei que a Deusa Amazônica havia me iniciado nessa contemplação de toda minha vida, o que supostamente é vivenciado após a morte ou antes da morte de fato. Ela esmagou meu "ego" que estava carregado de emoções pesadas e de perfídia com seu martelo de misericórdia. Embora esse tenha sido um momento extremamente cruel, após a passagem eu senti que meu corpo e mente tornaram-se incrivelmente leves.

Com um efusivo sentimento de gratidão, eu imediatamente me ergui e orei para Deus em voz alta. "Isso foi o que pedi, muito obrigado". Então uma canção com frases simples desceu dos céus, eu caminhei em direção ao círculo e comecei a cantar em voz alta. Como eu não distingo bem alguns sons e sendo tímido por natureza, essa atitude normalmente não aconteceria. Então, uma outra consciência em coexistência com a minha estava observando e me perguntando: "estou cantando?". Porém, naquele momento, tomado pelo sentimento de gratidão, eu cantei as cantigas que chegavam até mim com alegria, enquanto bailava ao mesmo tempo. Nenhuma figura humana apareceu diante de mim, ao invés disso eu podia ver apenas a chama no centro do círculo, além da lua e das estrelas no céu, além das entidades. Eu até cheguei a esbarrar nos outros membros, tropecei na cadeira, e cai várias vezes, meus pés espontaneamente se levantavam e marcavam o ritmo ativamente. Enquanto cantava, as entidades me abençoaram com um sorriso.

Uma profunda gratidão irrompeu em meu coração pelo xamã, pela floresta, pelas entidades, pelos companheiros cantando juntos, e por todos aqueles que pudessem ter sido vítimas de algum malfeito meu. Olhando ao redor por um instante, eu encontrei outro membro que estava agora chorando intensamente como eu mesmo um momento antes. Em pouco tempo, encorajando a pessoa da melhor forma que podia, pude sentir o estado de consciência normal voltar.

Como o xamã me disse no dia seguinte, eu estava cantando e bailando, então ele se preocupou comigo e cuidou para que eu não pisasse na lareira por acidente.

3.2 Possessão, Êxtase e Experiência Paradisíaca

O segundo caso aconteceu quando eu estava mais acostumado com as circunstâncias após ter participado de outras cerimônias, o que aconteceu após a experiência de inferno. Naquela situação, após tomar o chá, todos subiram um morro, oraram cada um em seu lugar favorito e voltaram ao sítio principal. O evento aconteceu enquanto cantávamos o hinário sentados nas cadeiras.

O xamã estava transmitindo uma homenagem solene a um amigo que havia falecido naquele dia. Foi curioso que eu havia percebido o que ele iria dizer antes mesmo de ele o fazer. Eu estava me sentindo incorporado a ele afetivamente e linguisticamente em um nível que eu não podia discernir se quem de fato falava era ele ou eu mesmo. Logo após, sincronizado com os sons do hinário, meu corpo fez movimentos dinâmicos espontaneamente. Minhas pernas abriam e fechavam, o pescoço fazia movimentos circulares, os braços e ombros se viravam, eu estava assistindo com interesse o movimento que acontecia independente de minha própria intenção. Eu poderia evitar, se eu quisesse, mas eu deixei que o movimento acontecesse porque era muito confortável. Então uma grande ave de altura equivalente à de um humano, que eu já tinha visto várias vezes nas outras cerimônias, começou a pairar sobre mim. Esse pássaro não é o que existe na realidade, mas ele tem uma substancialidade maior do que a do real. Eu não sabia o nome, mas talvez fosse o pássaro espiritual que aparece na mitologia como *garuda* ou *fênix*. Em um flash, eu pensei: "quão próximo ele está de mim agora", inacreditavelmente o pássaro entrou em meu corpo. Metade do meu corpo havia se tornado o corpo da ave agora. Eu tinha um bico enorme brilhante e penas exuberantes em meu peito. Como a ave exibia um coração orgulhoso, eu me vi como se eu fosse uma persona de dignidade esplêndida, coisa que eu nunca havia sentido.

No próximo momento, o corpo reiniciou o movimento automático, a cabeça se reclinou para trás e a boca estava escancarada. Percebendo: "minha alma vai abandonar meu corpo", uma ansiedade cruzou minha mente como um raio. Se eu alcançasse o estado de "êxtase", minha alma voltaria ao meu corpo? Afinal de contas, eu terminaria minha vida na Amazônia. Nesse instante, eu pensei: "como esse xamã é uma pessoa tão confiável, desde que o ouça cantar eu estou seguro", eu que estava incorporado pela ave, fugi pela boca e ascendi rapidamente. Voando em um espaço misterioso e observando um cenário impressionante (visão), o lugar ao qual eu finalmente cheguei era um castelo celestial que oscilava e projetava uma luz ofuscante. Após um curto período, eu cheguei em um outro palácio brilhante. Eu estava maravilhado pela beleza indescritível sem precedentes quando notei que a cerimônia já tinha terminado e me vi sentado no sítio.

A mente dispersa continuou por mais um tempo por causa da inabilidade de resgatar o senso de realidade. Contudo eu me sentia renovado, tranquilizado e satisfeito com um prazer intenso. Quando conversei com o xamã sobre a experiência de abandonar o sítio, ele sugeriu-me diversas coisas. Ele disse: *"foi sorte você ser guiado pela ave. Você já chegou ao castelo? Bem, esse é o lugar onde os xamãs se reúnem. Há uma descrição na legenda do El Dorado..."* Naquela noite, o xamã veio até mim e sorridente disse: *"cuide do seu 'ego'. Porque você é 'efervescência'* (com um gesto do dedo apontado para o céu)".

3.3 Compreensão da "Impermanência" (*Anicca*) por meio da Meditação e as Fadas

A terceira experiência foi a que tive após o término da cerimônia em um dia logo antes de meu retorno. Eu tive uma grande sensação de relaxamento e satisfação com a cerimônia. Embora já fosse meia-noite, eu fui a um lugar aberto na selva e me sentei em uma árvore caída sob um estádio de estrelas. Eu estava nutrindo amor por todas as coisas vivas na selva, sentindo-me aceito por todas elas, e tomado por uma forte afinidade e conexão com todo o ser da selva. Eu orei: "Deusa da Amazônia, obrigado por me aceitar calorosamente vindo do Japão, obrigado por me mostrar o fantástico mundo do xamã, eu espero sempre poder recuperar o sentimento de estar cheio de amor e gratidão como agora". Eu pensei: "Deus é amor, o amor é Deus, eu sempre viverei no estado de consciência de Deus. O mundo que trai Deus é o inferno". Eu estava completamente encantado, sentindo tranquilidade e meditando de olhos fechados.

De repente, a tranquilidade foi rompida e uma grande montanha se agigantou diante de meus olhos. Eu suspeitei: "esse é o Monte Meru". A montanha ricamente colorida estava brilhando com luzes policromáticas e os feixes moviam-se em fluxo constante. Mirando aquilo, eu disse: "mesmo esse magnífico Monte Meru existe em um estado de constante movimento. Todas as entidades estão em transformação. É a 'impermanência' (*anicca*), assim como meu próprio ser, mesmo morrer não significa o fim, por isso a vida continua por meio da mudança, ufa...". Eu me senti como se desperto, como se tivesse sido atingido por um raio, o mundo real é impermanente e a morte não é o fim.

Naquele momento, do entorno, eu ouvi um grande riso em concerto: *"ha ha, ha ha!".* Eu pensei com desconfiança: "que diabo! Quem ri de minha preciosa constatação da impermanência?". Quando olhei ao redor, pequeninas fadas morriam de rir. Quando eu conscientemente as observei, notei que elas não estavam zombando de mim, mas sim me abençoando com alegria. Refleti: "até mesmo os espíritos na Amazônia festejam?". Continuei um pouco sentado ali.

Após o desaparecimento das fadas, eu acabei por começar a cantar hinos que haviam memorizado em japonês com o sentimento de gratidão pela selva. Ouvi então, uma única vez, um zumbido elétrico como um ventilador dentro de meu corpo, e depois as pequeninas fadas apareceram novamente e bailaram em círculo junto com meu canto. Era, de forma exata, muito similar à cerimônia. Até supus, de forma alternativa, que nós humanos teríamos copiado o estilo de formar círculos em cerimônia.

3.4 O Processo Psicológico no Período Posterior ao Neoxamanismo

Quando o dia de partida chegou, eu disse adeus ao xamã, aos habitantes do vilarejo e aos membros da cerimônia, embarquei em uma canoa, e deixei o interior da Amazônia sozinho. Foram quatro dias de viagem ao Japão por meio de barco, carro, e tanto voos domésticos quanto internacionais. Após o retorno ao lar, eu fiquei rouco. Ao visitar uma clínica, fui diagnosticado com bronquite aguda pela mudança radical de ambiente. O sintoma foi então curado em cerca de 10 dias. Eu nunca falei com outros sobre a experiência Neoxamanística na Amazônia exceto para alguns conhecidos. Mesmo que eu tentasse, era impossível me comunicar. Eu presumi que poderia danificar minha voz na causalidade psicogenética porque eu tive experiência com um mundo extremamente difícil de ser compartilhado e também entediante para os outros.

Há sempre considerável desconforto e confusão quando uma pessoa que esteve imersa em um mundo que existe em outra dimensão, no meio da selva, de repente retorna, para assumir a vida cotidiana, ao estilo de vida urbano cercado por estradas de asfalto, edifícios de concreto e equipamentos eletrônicos como ar-condicionado. Entretanto, durante a jornada de trabalho, eu de alguma forma assumi a responsabilidade a um ponto quase autopunitivo. Ainda assim, em algum momento do trabalho quando eu ficava sozinho, o sentido de uma outra dimensão imediatamente revivia. Parecia que a realidade cotidiana tinha apenas uma presença ofuscada e parecia mesmo como uma frágil realidade virtual. Por contraste, o mundo Neoxamanístico parecia mais iluminado, significativo e vital, e assumia um aspecto mais próximo da realidade ou do mundo factual. À medida que os dias passavam, a consciência normal voltou a ocupar uma presença por períodos mais longos e a dissociação da consciência se dissolveu gradualmente. Mas ao mesmo tempo, esse processo se combinou com um sentimento de medo e frustração por estar disjunto da verdade, de estar perdendo a afinidade com o mundo cheio de amor e gratidão, e de ser engolido pela realidade virtual (o que as pessoas normais chamam de "realidade") separado da natureza e da vida. Em meu caso, enquanto esse tipo de conflito tinha sido um objeto de vida consistente desde o período de minha adolescência, por meio da experiência do Neoxamanismo Amazônico, isso tornou-se aguçado. Comparada à adaptação dentro da comunidade na selva, a readaptação à sociedade japonesa foi enormemente desagradável. Porém a Amazônia não é um lugar tão acessível e a ideia de participar da cerimônia mais uma vez enfrentando uma longa viagem não passou pela minha cabeça.

Logo após, graças a diversos elos causais, meu interesse foi direcionado ao Budismo Primitivo. Ao abrir os cânones, eu passei a me concentrar nessa tradição de conhecimento, pois ela fornecia um modelo excelente para um entendimento de minha experiência na Amazônia. Após um ano e meio desde meu retorno da Amazônia, eu tive a chance de realizar um ritual de concentração por meio da admissão para uma formação de monges de curta duração (*pabbajjā*) em um monastério em Myanmar, o país do Budismo Theravada. Aquela era uma vida inteiramente de *sadhana* (treinamento ascético budista, prática dos "mandamentos" (vinaya) e meditação intensa por mais de oito horas por dia. Eu estava ávido para demonstrar por meio dessa experiência minha que se pode alcançar o mundo verdadeiro sem a dependência do Neoxamanismo nem da ayahuasca. Como resultado, embora a prática exigisse tantos esforços árduos, o desejo foi satisfeito mais do que o esperado. Obviamente, enquanto a prática estava ainda em processo, por meio do estudo "dhamma" (a lei ensinada por Buda) e da meditação, fugindo da imersão na mundanidade e aceitando que *a fuga da "aflição"* (kilesa) deriva-se da própria "aflição", eu pude descobrir uma forma pragmática de viver sem perder o elo com o mundo real. Embora essa seja a forma necessária para todos que exploram o desenvolvimento espiritual, ela é uma agenda atraente para aqueles que tiveram um vislumbre de outra dimensão e entenderam que a realidade diária do ser humano é simplesmente construída sob uma realidade pouco confiável.

3.5 Interpretação por meio do Budismo Primitivo: "Petaloka" e "Tusita"

Iniciando o estudo sobre o Budismo Primitivo, o autor achou uma coerência notável entre a experiência na Amazônia e o dhamma ensinado por Buda, apesar da distância temporal, de ambiente, instituição e cultura. É por isso que se pôde concebê-lo como se o autor pudesse visitar a Amazônia para aprender empiricamente sobre o dhamma.

Uma vez o autor teve a chance de relatar a um supervisor bhikku birmanês (um monge monástico) sobre a experiência na Amazônia. Ele sugeriu que o mundo no qual o autor observou um palácio brilhante poderia ser o reino "tusita". Na cosmologia budista antiga, considera-se que o mundo seja dividido em três domínios (*dhātu*): de cima para baixo, ou seja, *arūpadhātu*. *rūpadhātu*, e *kāmadhātu*. O tusita é o terceiro reino celeste superior e (deva-loka) o domínio inferior. O *kāmadhātu* ou "domínio do desejo" (no qual o humano reitera a reencarnação eterna) consiste de 11 reinos: 1) *paranimmita vsavatti*; 2) *nimmānaratī*; 3) *tusita*; 4) *yāma*; 5) *tāvatiṃsa*; 6) *cātummahārājika*; 7) *manussaloka* (reino humano); 8) *asuraloka*; 9) *tiraccanāloka*; 10) *pretaloka*; e 11) *naraka* (inferno). De acordo com o *"Abhidhamma"* (um comentário do Budismo antigo), o termo "tusita" significa literalmente "ir (ita) para o prazer (tusa)", ou seja, "o reino no qual pode-se sempre gozar do prazer" (MIZUNO, 2013). Explica-se que a maioria dos ascetas budistas (*sādhaka*) reencarnariam nesse reino.

A seguir, referindo-se aos textos antigos budistas, descobrimos que a explicação verdadeira para o naraka diferenciava-se do mundo, o qual o autor supôs ser o "inferno" no período em que esteve na Amazônia. Ao invés disso, ela poderia ser identificada como estando próximo do petaloka (reino do fantasma faminto). Como exemplo, por um lado, em *"Sutta Balapandita"* (*"Majjhima Nikāya* 129")* pode-se encontrar (o que se supõe ser) o sermão do próprio Buda que diz: "a dor de alguém que foi atacado trezentas vezes na pele não é comparável ao naraka: é apenas uma fração" (NAGAO, 2005, p. 319). A experiência do autor não havia sido tão angustiante quanto isso. Por outro lado, de acordo com o *"Abhidhamma"*, o *"petti"* (sinônimo de peta) é "um fantasma que tem aparência feia com mal cheiro, nu, de pele escura, magrelo, com veias salientes, lábios protuberantes, e está sempre faminto ou sedento, come vômito, cuspe, catarro, muco, e sangue, mora nas florestas, montanha, rio e cemitério" (MIZUNO, 2013, p. 125). Pareceu que o próprio desarranjo psicótico do autor durante a cerimônia se coincidia com a imagem supracitada. Além disso, ao abrir *"Peta-vatthu"* (in *"Khuddaka Nikāya 7"*). Entre os petas, há alguém que está consciente do porquê ele/ela caiu na petaloka e busca a saída para fora desse reino. Mas, por contraste, no naraka, por causa da angústia constante e intensa, ninguém consegue, nem de perto, relembrar porque ele/ela caiu ou imaginar como escapar de lá (FUJIMOTO, 2007). No caso do autor, mesmo tendo caído no sofrimento do desarranjo, ele ainda conseguiu de alguma forma manter uma observação serena de sua própria circunstância e exercitar um pensamento sem ser completamente absorvido pela sua condição. Esse é o motivo pelo qual supõe-se ser petaloka e não naraka. Além disso, é espantoso que, mesmo em tal nível de desarranjo, o autor possa continuar a ser um observador sem perder a consciência. E foi um alívio abençoado que sua "atenção plena" (*sati*) ainda estava ativa.

Referindo-se aos cânones budistas dessa forma, presume-se que os reinos que o autor visitou no Neoxamanismo Amazônico foram petaloka, por um lado, e tusita, um reino celeste que constitui o terceiro estrato do *kāmadhātu* para o qual o pássaro espiritual é conduzido, por outro lado. O autor ficou novamente maravilhado com a vastidão do universo, aprendendo por meio dos cânones que há um reino de maior angústia além (naraka) do que a experiência de maior sofrimento em sua própria vida; da mesma forma, o reino mais lindo e encantador que já havia alcançado ainda estaria no âmbito do *kāmadhātu*.

3.6 A Eficácia da Experiência Xamanística

Até aqui, as três experiências xamanísticas e o processo psicológico no período posterior a elas têm sido descritas por meio da perspectiva fenomenológica e, em partes, pela interpretação do Budismo Primitivo. Embora haja muitas implicações derivadas da experiência adquirida, os pontos principais são resumidos a seguir, por meio de mais ilustrações a partir da perspectiva budista.

O primeiro ponto relaciona-se com a experiência do autor de cair no *petaloka* por causa de seu próprio vício. Por meio da invocação e do exame da sequência de sua perfídia (experiência *sōmatō*": ver Seção 3. 1), e dos pedidos de perdão reiterados sob um sofrimento insuportável (a experiência de confissão) ficou implicitamente evidenciado que o *"kamma"* (causalidade da ação) e o *"kamma-vipāka"* (ação e resultado) são rigorosamente válidos, o *petaloca* existe de forma substancial, a confissão pela autoconsciência do *kamma* é por isso necessária e o *kamma-vipāka* da perfídia merece ser louvado. A experiência real da condição peta nos lembra que nenhum malfeito se mantém completamente apagado, seu resultado se reflete inevitavelmente no próprio corpo e suas consequências são de fato penosas. Mesmo se nós fôssemos capazes de enganar os olhos do eu e do outro, não importando suas consequências temporais, todas as ações advindas do corpo, fala e mente, irão produzir o *kamma* e todas irão frutificar no *kamma-vipāka* sem exceção, e, no final, todos nós devemos aceitá-las sozinhos. Por isso, o que o autor ganhou da experiência *petaloka* foi um entendimento do *kamma* e do *kamma-vipāka* e subsequentemente o coração "*hiri-ottapa*" (sentimento de vergonha e autorrespeito), ou seja, a consciência de estar envergonhado (*hiri*) e de estar temeroso (*ottappa*) de cometer o mal que esteve presente em seu coração.

O segundo ponto é a morte e renascimento do ego. Isso está relacionado ao fato de o autor confessar as ações corrompidas do ego, quando seus próprios malfeitos foram expostos em detalhes e foram claramente colocados diante de seus olhos. Presunção, ardil e orgulho do ego foram totalmente esmagados. Sob a lei do *kamma* e diante de Deus, a identidade do "Eu" foi fatalmente destruída. Agora pode ser dito que, graças à morte do ego, o eu mais maduro e purificado pôde se reerguer de forma renovada. Foi o processo que podemos descrever como "a demonstração da alma", como a expressão relacionada aos psicodélicos indica literalmente. O esmagamento sem misericórdia do ego possibilita o aprendizado do que significa novamente o estado verdadeiro de humildade e também leva a uma liberação do peso do corpo e mente. Embora o processo fosse combinado com uma certa dose de sofrimento, em retrospecto, ele é considerado como um princípio de morte e renascimento, como frequentemente observado no xamanismo, de forma geral é um processo exigido para o crescimento espiritual.

O terceiro ponto é o sentido da gratidão e solidariedade inocentes adquirido por meio da comunhão com os "amigos espirituais". Os hinários, em especial, tiveram um papel crucial como mediadores do sentido de coerência e unidade. No momento em que experiência *peta* se faz presente, o fato da voz cantada penetrar no corpo implica que foi um processo em que o coração corrompido, incompatível com a entidade sagrada, foi expurgado e finalmente purificado. É comparável ao amargor de um remédio em um tratamento médico. Além disso, na fase antecedente ao estado de "êxtase", mesmo espantando o risco da alma não retornar ao corpo, devido à voz ressoante do xamã e de seus membros ao cantar os hinos, o autor, enfim pôde render seu próprio corpo à corrente de energia, o que permitiu seu corpo ascender ao reino divino. Sem as cantigas sagradas de tais amigos espirituais, poderia ser bem perigoso para pessoas normais viajar a outra dimensão, seja para *petaloka* ou *tusita*. Nessa viagem, o autor aprecia profundamente a existência do conhecimento do xamã e o canto de seus companheiros que entoaram os hinos para realizar seus desejos sagrados. Isso também explica o quanto a influente capacidade do xamã é para a qualidade da experiência de cada participante.

Por fim, tais amigos espirituais não foram só humanos, mas também a selva como um todo (ou seja, a Deusa), um grande pássaro espiritual, além de numerosas entidades, que conduziram o autor ao reino celeste por meio da possessão. Frequentemente foi percebido que essas entidades que estavam presentes nas cerimônias, conduziam e auxiliavam os participantes. Na experiência do autor, as fadas bailavam em harmonia com os hinos em um círculo, e o pássaro o permitia ver um fragmento de cada reino de forma vívida. Essas experiências não foram somente de maravilhamento, mas também uma indicação implícita para o entendimento de que se alguém santificar seu próprio coração com méritos acumulados (*puñña*), ele/ela reencarnará em tal reino celeste. Nesse sentido, foi uma grande sorte que o autor pudesse ter contato e comunicar-se com entidades extra-humanas.

No sentido budista, independentemente de ser humano, entidade ou deidade, qualquer uma das entidades coexistentes são os missionários da "lei" (*dhamma*) e preciosos "amigos espirituais" (*kalyāṇa-mitta*).

O quarto ponto é a profunda compreensão do conceito de "origem dependente". Em suma, esse conceito surgiu com um sentido de uniformidade como se a selva, a Deusa, o xamã, os membros da cerimônia e o "Eu" fossem fundidos nele como partes. A distinção entre "eu e outro" ou "dentro e fora" é apenas algo transitório que a inteligência humana criou. Mas a perspectiva de origem dependente nos permite perceber que cada participante, de fato, está ligado, influenciado, e dependente mutuamente, além de formar um todo indiscernível como uma vida única. O que os índios na Amazônia chamam de Deusa pode ser uma existência extremamente magnífica que compreende a selva como um todo. O autor pode reconhecer a serenidade mental quando o sentimento do "Eu" também foi um *"wakemitama"* (conceito Shinto para "espírito dividido"), que consiste de parte do corpo da Deusa.

No sentido budista, pode-se presumir que, ao interpretar o mundo da origem dependente, o autor alcançou uma consciência de "ausência do eu", ou seja, um conceito que implica que o "Eu" autônomo não existe em nenhum lugar.

Esses quatro pontos formam um esquema dos aprendizados que o autor ganhou por meio da experiência xamanística no interior da Amazônia. Cada uma delas não é separada, mas sim os quatro aspectos de uma experiência. E elas continuam dentro do autor como um estado espiritual animado ainda no momento presente e, numa mirada retrospectiva, integrado como uma memória que provoca um transbordamento de gratidão.

Uma perspectiva instável da psicologia clínica, em um primeiro momento, a experiência do Xamanismo Amazônica produz um efeito emocional catártico.

Levando em consideração a preparação espiritual, a experiência trouxe resultados promissores. Estes foram listados anteriormente: consciência da natureza corrompida do ego; confissão, entendimento do *kamma* e *kamma-vipāka*; morte e renascimento, uma lição de humildade; a experiência de um mundo multidimensional (*petakoka* e *tusita*); a comunhão com amigos espirituais (xamã, membros da cerimônia, a selva, entidades, o pássaro espiritual e as entidades); e uma consciência da origem e o não-eu. O ponto saliente é que todas essas informações foram obtidas não por meio de um processo de aprendizado baseado nos textos escritos, mas por meio de uma experiência concreta.

Por outro lado, de forma bem curiosa, nenhum impacto potencialmente negativo foi detectado, até onde o autor pode se lembrar no momento. Embora a angústia intensa a ponto de desejar a morte como na *petaloka* tenha causado desespero e susto, essa experiência deve ser vista como uma suposta "morte do ego", que foi indispensável para conhecer o outro reino que os xamãs visitam e para alcançar desenvolvimento espiritual por meio da purificação do coração.

Após o retorno para o Japão, o autor sentiu uma discrepância na vida cotidiana e teve uma enfermidade temporária, mas em certo sentido esse sentimento de desconforto teve um significado valioso.

O sentimento não apenas evitou a imersão nas coisas mundanas, mas também gerou uma força motriz para o descobrimento de um caminho adequado na busca espiritual. No caso do autor, isso o levou a abrir os olhos para o Budismo antigo e para progredir no treinamento ascético.

Do ponto de vista espiritual, o conflito entre o comum e o incomum seria por sua vez um estado normal e assim agiria constantemente como uma influência desejável.

Contudo, se pedido para recomendar a participação no Neoxamanismo Amazônica para outros, de forma honesta, o autor não pode demonstrar aprovação. Porque, em primeiro lugar, apenas uma viagem para o interior da Amazônia implicaria grandes dificuldades. Em segundo lugar, o autor pôde felizmente oferecer uma avaliação positiva em um modo retrospectivo, o processo psicológico iria assumir um lugar preponderante. Considerando que cada pessoa pode ter experiências diferentes, nunca seria o caso de recomendá-la casualmente para outros. Seria qualificada para alguém que está bem preparado em condições mentais e condições físicas, que tem motivação espiritual para a busca, e que tem um forte desejo de se lançar em sua missão. Entretanto, a responsabilidade de se levar adiante a prática fica nas mãos do próprio indivíduo, que deve conduzi-la com cautela.

3.7 "Lei Definitiva" (*Paramattha Dhamma*) que liga o Neoxamanismo ao Budismo Primitivo

De forma geral, as tradições religiosas xamanísticas, o que inclui o Neoxamanismo, originadas na Amazônia, e o Budismo Primitivo são religiões culturalmente dissimilares: não houve nenhum contato histórico registrado entre elas. Assim, as diferenças entre essas religiões podem ser enumeradas indefinidamente. As duas possuem abordagens distintamente opostas em termos de metodologia e prática. Por um lado, no Neoxamanismo Amazônico, os fiéis praticam sua fé por meio do canto e da dança, têm experiências visuais sob um estado de expansão da consciência, comungam com divindades e fadas, e encontram-se de forma frequente em estado sensorial e emocional ampliado. Em suma, seus traços principais seriam "existência" e "movimento".

Por outro lado, no Budismo Primitivo, a orientação é a de que mesmo que alguma visão ocorra, não se deve dar atenção a ela, mas continuar a meditação (especialmente na prática do "*samatha*" [tranquilização mental]). Tanto a canção quanto a dança ou a ingestão de qualquer tóxico são estritamente proibidas pelos preceitos (*sīla*). (A canção e a dança aparecem no juramento "*Nacca-gita-vadita-visuka-dassana veramani sikkhapadam samadiyami*" enquanto a ingestão de substâncias tóxicas figura no "*Surāmerayamajjapamādaṭṭhānā veramaṇī sikkhāpadaṃ samādiyāmi*"). Buda ensinou o *bhikkhus*, um método de meditação conhecido como *"ānāpānasati"* (atenção focada na respiração). Como se pode ver nos versos a seguir do *"Ānāpānasati Sutta"* (*Majjhima Nikāya* 118): "Eu devo respirar com o objetivo de alcançar um estado corporal tranquilo" e "Eu devo respirar com o objetivo de alcançar um estado mental tranquilo" (DEMOTO, 2005, p. 167), o principal princípio do treinamento no ascetismo (*sādhanā*) no Budismo Primitivo é tranquilizar o corpo, a respiração e a mente. Para aqueles que realizam a prática *"samatha-vipassanā"*, ou seja, a tranquilização (*samatha*) do corpo, sentimento e mente, por um lado, e então a compreensão (*vipassanā*) sobre cada um deles, Buda designou a tarefa de "respirar contemplando a impermanência" (DEMOTO, 2005). Dessa forma ele deixou os *bhikkhus* afirmarem as "três marcas da existência" (*tilakkhaṇa*): a impermanência (*anicca*) do corpo e a mente, o sofrimento (*dukkha*), e a anulação do eu (*anatta*). Além disso, ele defendeu o distanciamento, a eliminação e o abandono de tais marcas. Assim, a orientação do Budismo Primitivo tem como traços de "tranquilidade" e "não existência". Ela busca alcançar a emancipação (*vimutti*) por meio do desencanto (*nibbidā*) e do desapego (*virāga*).

Qual poderia ser o campo comum que liga essas tradições distintas e consideravelmente díspares em termos de filosofia e metodologia? O pregador Buda sempre adotava uma estrutura sequencial que começava com questões comuns conhecidas de todos (humanos e divindades) ou amplamente aceitas na sociedade, ele então gradualmente deslocava o foco para questões mais universais relacionadas à realidade do *dhamma* revisitadas a partir do horizonte que transcende a "aflição" (*kilesa*). A primeira questão é chamada da "lei comum" (*sammati dhamma*) que se refere à realidade considerada consensualmente como verdadeira por épocas, cultura, costumes, ou pela academia, mas que tem uma natureza transitória e relativa. A última é chamada da "lei definitiva" (*paramattha dhamma*), que é considerada como a verdade absoluta refletida a partir do estado final de consciência. Ela é a verdade imutável rigorosamente aplicável tanto aos "domínios condicionados" (*saṅkhatadhātu*: mais especificamente *arūpadhātu*, *rūpadhātu*, e *kāmadhātu*) quanto aos "domínios não condicionados" (*asaṅkhatadhātu*: um domínio que transcende a condicionalidade por meio do *kamma* e do *saṁsāra* [renascimento], ou seja, *"nibbāna"* [nirvana]). A "lei definitiva" não é um objeto de crença simplista, ele suspende a ignorância, a ganância e a má vontade (*dosa*) e possibilita que qualquer um alcance o entendimento por meio da prática *samatha-vipassanā*. O Budismo é considerado como a "religião da sabedoria", porque ensina um caminho para se chegar à lei definitiva, que está sempre presente em todos os fenômenos independentemente de fé, filosofia, cultura ou época. A universalidade que a psicologia transpessoal almeja pode ser construída sobre esse campo comum.

Não surpreende que as leis de Buda, considerando-se o fato de que são universais, possam ser encontradas com tanta frequência em outras religiões, isso para além das diferenças de tradição ou no que tange à natureza do treinamento espiritual. É possível até mesmo encontrá-las no âmbito das "experiências vividas" que advém de narrativas superficiais ou contextualização. Assim, o fato de que a experiência do Neoxamanismo Amazônico pode ser discutida sob a luz de noções do Budismo Primitivo justifica a aplicabilidade universal da última lei.

4 EPÍLOGO

4.1 A preparação mental e o efeito de aprendizado

Até aqui, o Neoxamanismo Amazônico foi explorado por meio das abordagens externa e interna.

Nesta parte final, algumas considerações de caráter mais geral são oferecidas. Obviamente, seria impossível tecer generalizações para o Neoxamanismo com base na experiência particular do autor. Além disso, não há nenhuma sugestão implícita aqui apontando para uma interpretação de que todo e qualquer consumidor de ayahuasca teria a mesma experiência conforme descrito anteriormente. Como já foi pontuado, a qualidade da experiência Neoxamanística pode ser determinada por uma combinação de inúmeros elementos de "local" e "contexto." Assim, mesmo que se participasse das mesmas cerimônias na mesma frequência, uma pessoa teria uma experiência diferente e aprenderia algo diferente de outra.

Um eminente estudioso dos estudos transpessoais e psiquiatra, Roger Wash, comentando pesquisas sobre drogas psicoativas e experiências místicas, sugeriu, como a seguir: "as drogas podem induzir certas experiências místicas genuínas em certas ocasiões, em algumas pessoas, e sob certas condições (WALSH, 1990, p. 173). Essa percepção se aplica a qualquer tipo de psicoterapia e prática religiosa. Dependendo do nível de sucesso do preparo mental, do nível de capacidade para compreender a verdade, da sinceridade da motivação ou atitude, é possível que os conteúdos ou frutos da experiência variem de forma drástica e integral.

Walsh fornece mais indicações: "com o aumento da prática e aprimoramento, o xamã se torna menos dependente de auxílio externo" (WALSH, 1990, p. 176). Esse mecanismo encontrado na forma equivalente dos psicodélicos é conhecido como "tolerância reversa", ou seja, o uso mais frequente tende a causar o mesmo efeito em doses menores. Isso sugere que a expansão da consciência para o mundo multidimensional é um processo que se aprende por meio da prática religiosa.

Assim, à medida que se tem mais experiências neoxamanísticas, seja fora do contexto cerimonial ou com a redução da frequência, o acesso a outra dimensão pode se tornar mais fácil. Esse fato sugere a possibilidade de se viver de forma autônoma e vivenciar o universo xamanístico, ou qualquer outro universo multidimensional, em qualquer lugar ou momento, e até mesmo se alcançar a compreensão das "leis definitivas".

4.2 A Eficácia Terapêutica e os Riscos implicados no Neoxamanismo Amazônico

Em termos de eficácia terapêutica, de acordo com a experiência do autor, que já aprendeu e praticou várias terapias, não há abordagem tão intensa quanto a do Neoxamanismo, até onde ele sabe. Complexidades psicológicas tais como o conflito, o medo, o trauma, a raiva, a propensão mental (ou "formação" [saṅkhara] no sentido Budista) se mantêm escondidas nas profundezas da mente e é frequentemente difícil trazê-las à tona mesmo com a psicoterapia intensiva realizada por um período de muitos anos. Entretanto, no processo do Neoxamanismo, todas essas complexidades, tenham elas suas origens na adolescência, puberdade, infância, pré-infância, como recém-nascido, estágio fetal, ou encarnação prévia, são reveladas de forma repentina, tão logo elas irrompem, desaparecem de forma súbita.

O processo é acompanhado de muita dor, mas, ao mesmo tempo, ele pode ser observado como um evento passageiro. Ele funciona como uma catarse poderosa, promove o reconhecimento do lado obscuro do coração e se desenvolve até o ponto de revelar a complexidade. Isso não foi unicamente vivenciado pelo autor, mas é conhecido empiricamente por todos que participam de cerimônias neoxamanísticas. Um dos participantes assíduos relata: "Se eu me torno arrogante, mesmo que só um pouco, como consequência desse sentimento, sofro um golpe duríssimo e me sinto terrível na cerimônia". As palavras de um xamã nos trazem um conhecimento profundo sobre a realidade do coração: "todo ser humano vive intimamente ligado a uma tristeza profunda".

Como descrito anteriormente, pode-se afirmar de forma convincente que, nos casos em que se almeja solucionar conflitos psicológicos profundos, o Neoxamanismo tem uma eficácia terapêutica significativa e tem forte impacto, promovendo a cura e o despertar da consciência. Contudo, como ele impõe um altíssimo nível de exigência no corpo e mente, é provavelmente um pré-requisito essencial que o indivíduo o pratique sob circunstâncias nas quais o local e o contexto estejam preparados de forma adequada.

Gary Bravo e Charles Grob, ambos como psiquiatras e pesquisadores de psicodélicos, alertam que: "eles (psicodélicos) também podem induzir psicoses em indivíduos predispostos, embora isso seja raro quando eles são usados de forma terapêutica" (BRAVO; GROB, 1996, p. 183). Quando "a terapia psicológica", ou seja, o tratamento médico que prescrevia psicodélicos, ainda era permitido e lícito, o psiquiatra Kiyoshi Kato adquiriu uma vasta experiência na prescrição de LSD e outros. Se por um lado ele relatou a eficácia de tal tratamento em alguns casos, por outro ele ponderou que: "indivíduos saudáveis têm grande capacidade de processar a experiência psicodélica e de controlá-la tendo em vista sua própria cura. Mas os neuróticos na maioria dos casos não têm tal capacidade" (KATO, 2002, p. 27-28). Ele prossegue:

> [...] no caso dos esquizofrênicos, a experiência psicodélica pode reacender, digamos, o "karma" herdado das vidas passadas e ainda presente no indivíduo, e a dissolução do complexo no nível individual iria simplesmente resultar em sua acomodação. O processo terapêutico não converge para a recuperação, pelo contrário, em muitos casos, a eficácia diverge contra-terapeuticamente e os sintomas pioram. Assim, eu tive que interromper a prescrição de psicodélicos para esquizofrênicos" (KATO, 2002, p. 28).

Em comparação com o contexto religioso do Neoxamanismo, a terapia psicológica não apresentava os elementos universalmente compartilhados da prática ascética (veja a Seção 2. 3) tais como a proximidade do ambiente natural, a oração, a meditação, a movimentação corporal, a canção sagrada etc. Por contraste, ela tendia a ser praticada em ambiente artificial. Nesse sentido, ao passo que a expertise dos psiquiatras é uma referência significativa, é difícil tratar esse tipo de terapia em viés comparativo com a terapia religiosa.

Há também um estudo de caso que sugere que quando uma mulher com histórico de hospitalização em estado psicótico ingere a ayahuasca com várias dúzias de membros da cerimônia e entra em uma situação de psicose tóxica (EZAKI; UMENO; GOMIBUCHI, 2010). Enquanto esperava-se que o ambiente nesse caso fosse bem diferente do ambiente do Neoxamanismo, é certo que cuidados específicos devem ser tomados quando há um participante com sanidade mental ou preparação vulnerável, e dessa forma os responsáveis por receber os interessados devem explicar todos os riscos potenciais antecipadamente ou deixá-los (as) buscar informações dos mais experientes antes da cerimônia.

4.3 Eficácia tendo em vista o desenvolvimento

Este estudo de caso revelou diversos benefícios do Neoxamanismo Amazônico. Além da catarse psicoterapêutica, a prática agiu no corpo e mente do autor como experiências condensadas: a consciência do malfeito; confissão; o entendimento do *kamma* e do *kamma-vipāka*; o entendimento da origem dependente e da ausência do eu; a iniciação ao processo de morte e renascimento; a experiência com o mundo multidimensional (*petaloka* and *tusita*); e por fim a comunhão com os amigos espirituais (o xamã, os membros da cerimônia, a selva, as divindades, o pássaro espiritual e as fadas).

De forma geral, o fenômeno real que poderia constituir a experiência dos outros indivíduos seria contingente: pode ser equivalente ao do autor ou não, e mais do que o dele ou não. Porém, mesmo fora deste limitado estudo de caso, podemos alcançar o entendimento de que o Neoxamanismo tem a capacidade de mediar uma suposta "revolução espiritual".

Aqueles que têm uma visão materialista do mundo podem interpretar que a experiência de outra dimensão não é nada além de alucinação. Contudo, seja ela alucinação ou não, o mais importante é que há bastante evidência e relatos de que um número grande de pessoas que vivenciaram o Neoxamanismo Amazônico teve, como resultado, benefícios positivos de natureza terapêutica psicológica, espiritual, de crescimento e iluminação ricos.

4.4 Considerações finais

Durante toda a discussão apresentada aqui, relatos foram registrados, como a seguir: o processo extremo de passagem n inclui a morte e o renascimento: a cura, consciência, a confissão e a mente avançada; assim, o entendimento do *kamma* e a origem dependente; a descoberta de outra dimensão do ser; a unidade e a gratidão entre seres humanos e entidades não humanas no universo, a constatação da "lei definitiva" (*paramattha dhamma*) no Budismo Primitivo alcançada por meio da abordagem heurística; e a defesa dos benefícios da experiência no momento posterior a ela na vida do participante.

O autor enfatiza, mais uma vez, com a corroboração de vários pesquisadores que o precederam, que o Neoxamanismo Amazônico, praticado por pessoas com suficiente preparo mental e em contextos religiosos adequados, é uma tradição religiosa preciosa que produz efeitos notavelmente poderosos na psicoterapia e no desenvolvimento espiritual.

Apêndice

Lista dos conceitos budistas

Pāli / Sanskrit	Japonês (kanji)	Português
anatta / anātman	*muga* (無我)	anulação do eu
ānāpānasati	*annapanna* (安那般那)	atenção plena da respiração
anicca / anitya	*mujō* (無常)	impermanência
arūpadhātu / (mesma)	*mushikikai* (無色界)	domínio da não-forma
asaṅkhatadhātu / asaṁskṛtadhātu	*muikai* (無為界)	domínio incondicional
bhikkhu / bhikṣu	*biku* (比丘)	monge ordenado no budismo monástico
dhamma / dharma	*hō* (法)	a lei
dhatu / (mesma)	*kai* (界)	domínio
dosa / dveṣa	*shinni* (瞋恚)	aversão
dukkha / duḥkha	*ku* (苦)	sofrimento
hiri-ottappa / hrī-apatrāpya	*zanki* (慚愧)	vergonha e autorrespeito
kalyāṇa-mitta	*hōyū* (法友)	amigos espirituais
kamma / karma	*gō* (業)	causalidade de ação
kamma-vipāka	*gōka* (業果)	ação e resultado
kāmadhātu / (mesma)	*yokkai* (欲界)	domínio de desejo
kilesa / kleśa	*bonnō* (煩悩)	aflição
manussaloka / manuṣyaloka	*ningenkai* (人間界)	reino humano
naraka / (mesma)	*naraku* (奈落) / *jigoku* (地獄)	inferno

Pāli / Sanskrit	Japonês (kanji)	Português
nibbidā / nirveda	*enri* (厭離)	desencantamento
nibbana / nirvana	*nehan* (涅槃)	iluminação
ottappa / apatrāpya	*ki* (愧)	decoro/ vergonha
pabbajjā / pravrajyā	*shukke* (出家)	admissão à vida monástica
paccaya / pratyaya	*en* (縁)	ligação causal
paramattha dhammna / paramārtha dharma	*shōgitai* (勝義諦)	lei definitiva
paṭicca-samuppāda / pratītya-samutpāda	*engi* (縁起)	originação dependente
peta / preta	*gaki* (餓鬼)	fantasma faminto
petaloka / pretaloka	*gakidō* (餓鬼道)	reino do fantasma faminto
puñña / puṇya	*kudoku* (功徳)	mérito
rūpadhātu / (mesma)	*shikikai* (色界)	domínio da forma
samatha / śamatha	*shigyō* (止行)	tranquilização
samatha-vipassanā / śamatha vipaśyanā	*shikangyō* (止観行)	tranquilização e compreensão
sammati dhamma / saṃvṛti dharma	*sezokutai* (世俗諦)	lei comum
saṃsāra / (mesma)	*rinne* (輪廻)	renascimento
saṅkhatadhātu / saṃskṛtadhātu	*uikai* (有為界)	domínios condicionados
saṅkhara / saṃskāra	*gyōun* (行蘊)	formação
sādhanā / (mesma)	*shugyō* (修行)	ascetismo
sādhaka / (mesma)	*shugyōsha* (修業者)	asceta
sīla / (mesma)	*kai* (戒)	preceitos
sati / smṛti	*kizuki* (気付き) / *nen* (念)	atenção plena
sutta / sutra	*kyōten* (経典)	cânone

Pāli / Sanskrit	Japonês (kanji)	Português
tilakkhaṇa / trilakṣaṇa	*sansō* (三相)	três marcas de existência
tusita / (mesma)	*tosotsuten* (兜率天)	terceiro reino celeste
vimutti / mokṣa	*gedatsu* (解脱)	emancipação
vinaya / (menma)	*ritsu* (律)	mandamento
vipassana / vipaśyanā	*kangyō* (観行)	compreensão
virāga / vairāga	*riyoku* (離欲)	desapego

Lista do Cânones Pālis

Pāli	Japonês (kanji)	Português
Abhidhamma	*Abidatsuma* (阿毘達磨)	Meta-ensino, método escolástico do budismo.
Ānāpānasati Sutta	*Shutsunyūsokkan* (出入息観)	Discurso da atenção plena da respiração
Balapaṇḍita Sutta	*Chiejikyō* (癡慧地経)	Homens sábios e homens tolos.
Khunddaka Nikāya	*Shōbu-kyōten* (小部経典)	Coleção menor do cânone
Majjhima Nikāya	*Chūbu-kyōten* (中部経典)	Coleção de discursos médios
Peta-vatthu	*Gakijikyō* (餓鬼事経)	História de fantasma faminto

Fonte: criado pelos organizadores

REFERÊNCIAS

BARBOSA, Paulo C. R.; GIGLIO, Joel S.; DALGALARRONDO, Paulo. Altered states of consciousness and short-term psychological after-effects induced by the first time ritual use of ayahuasca in an urban context in Brazil. **Journal of Psychoactive Drugs**, v. 37, n. 2, p. 193-201, 2005.

BARBOSA, Paulo C. R.; CAZORLA, Irene M.; GIGLIO, Joel S.; STRASSMAN, Rick. A six-month prospective evaluation of personality traits, psychiatric symptoms and quality of life in ayahuasca-naive subjects. **Journal of Psychoactive Drugs**, v. 41, n. 3, p. 205-12, 2009.

BOUSO, José Carlos *et al*. Personality, psychopathology, life attitudes and neuropsychological performance among ritual users of ayahuasca: a longitudinal study. **PLOS One**, v. 7, n. 8, p. 1-13, 2012.

BRAVO, Gary; GROB, Charles. Psychedelics and transpersonal psychiatry. In: SCOTTON, Bruce W.; CHINEN, Allan B.; BATTISTA, John R. (ed.). **Textbook of transpersonal psychiatry and psychology**. New York: Basic Books, 1996. p. 176-185.

DEMOTO, Mitsuyo trsl. Shutsunyū Sokukan: Chinenkyō (Ānāpānasati: Ānāpānasati Sutta). In: NAKAMURA, Hajime *et al*. (ed.). **Genshi butten dai nana kan**: Chūbukyōten IV (**O sétimo volume do sutta budista primitivo**: Majjhima Nikāya IV). Tokyo: Shunjūsha, 2005. p. 168-176.

EZAKI, Shinga; UMENO, Mitsuru; GOMIBUCHI, Takashi. Sai-genkaku seibun o fukumu shokubutsu-yurai busshitsu: ayahuasca no tankai shiyō ni yori seishinbyō shōjō no sainen o kitashita chūdoku seishinbyō no ichi rei. (Substância derivada de plantas contendo componente alucinógeno: um caso de psicose tóxica que causou exacerbação de sintoma psicopático por dose única de ayahuasca). **Seishin-igaku (Psiquiatria)**, v. 52, n. 8, p. 797-800, 2010.

FUJIMOTO, Akira trsl. **Shisha tachi no monogatari "Gakijikyō"**: wayaku to kaisetsu (**"Peta-vatthu", uma história da morte**: tradução japonesa e comentários). Tokyo: Toshokankōkai, 2007.

GABLE, Robert S. Risk assessment of ritual use of oral dimethyltryptamine (DMT) and harmala alkaloids. **Addiction**, v. 102, n. 1, p. 24-34, 2007.

GRINSPOON, Lester; BAKALAR, James B. **Psychedelic drugs reconsidered**. New York: Basic Books, 1979.

GROB, Charles S. *et al*. Human Psychopharmacology of Hoasca, A Plant Hallucinogen Used in Ritual Context in Brazil. **Journal of Nervous and Mental Disease**, v. 184, n. 2, p. 86-94, 1996.

GROB, Charles S. The Psychology of Ayahuasca. *In*: METZNER, Ralph (ed.). **Ayahuasca**: hallucinogen, consciousness, and the spirits of nature. New York: Thunder's Mouth Press, 1999. p. 214-249.

GROF, Stanilov; GROF, Christian (ed.). **Spiritual emergency**: When Personal Transformation Becomes a Crisis. New York: Tarcher Perigee, 1989.

GROF, Christian; GROF, Stanilov. **The stormy search for the self**: a guide to personal growth through transformational crisis. Los Angeles: Jeremy P. Tarcher, 1990.

HALPERN, John H. *et al.* Evidence of Health and Safety in American Members of a Religion who Use a Hallucinogenic Sacrament. **Medical Science Monitor**, v. 14, n. 8, p. 15-22, 2008.

HIRUKAWA, Tatsu. **Seishin no seiza**: nai-uchūhikōshi no meisōroku (**Constelação de espírito**: relatos de um psiconauta à deriva). Sendai: Saṃgha, 2011.

HUSSERL, Edmund. **Cartesianische Meditationen und Pariser Vorträge**. Haag: Martinus Nijhoff, 1950.

ISHIKAWA, Yuichi. Transpersonal shinri ryōhō to shite no shugendō: shugyō no shinri katei to shugendō ryōhō (*Shugendō* como psicoterapia transpessoal: o processo psicológico da prática ascética e da terapia pelo *Shugendō*). **Japanese Journal of Transpersonal Psychology/Psychiatry**, v. 12, n. 2, p. 49-72, 2012.

ISHIKAWA, Yuichi. Amazon dentō ryōhō no eichi to iyashi: rinshōshinrigakusha ni yoru taiken hōkoku (A sabedoria e cura da terapia tradicional amazônica: um relato de psicólogo clínico). **Stress and Health Care**, v. 207, p. 5-7, 2013.

ISHIKAWA, Yuichi. **Spirit centered therapy**: meisō ishiki ni yoru enjo to satori (**Terapia centrada no espírito**: assistente e iluminação através da consciência meditada). Ōsaka: Seseragi Shuppan, 2014.

ISHIKAWA, Yuichi. Transpersonal to shugyō (Transpersonalidade e prática ascética). In: MOROTOMI, Yoshihiko; JAPAN TRANSPERSONAL ASSOCIATION (ed.). **Saishin! transpersonal shinri gihō (O mais recente! técnicas psicoterapêuticas transpessoais)**. Tokyo: Cosmos Library, 2015. p. 319-329.

KATO, Kiyoshi. Seishinkakuchōsei-drug ni yoru chiryō taiken (Experiência terapêutica por droga psicoextensiva). In: TAKEI, Hideo; NAKAMAKI, Hirochika (ed.). **Psychedelics to bunka**: rinshō to field kara (**Psicodélicos e cultura**: do local de clínico e campo de pesquisa). Tokyo: Shunjūsha, 2002. p. 15-36.

KJELLGREN, Annette; ERICKSON, Anders; NORLANDER, Torsten. Experiences of encounters with ayahuasca - "The vine of the soul". **Journal of Psychoactive Drugs**, v. 41, n. 4, p. 309-15, 2009.

MABIT, Jaques; GIOVE, Rosa; VEGA, Joaquín. Takiwasi: the use of Amazonian shamanism to rehabilitate drug addicts. **Yearbook of Cross-Cultural Medicine and Psychotherapy**, v. 6, p. 257-285, 1995.

MASAKI, Akira. Psychedelic taiken to shūkyō taiken no hazama (Entre a experiência psicodélica e a experiência religiosa). *In*: TAKEI, Hideo; NAKAMAKI, Hirochika (ed.). **Psychedelics to bunka**: rinshō to field kara (**Psicodélicos e cultura**: do local de clínico e campo de pesquisa). Tokyo: Shunjūsha, 2002. p. 283-296.

MCKENNA, Terence. **Food of the gods**: the search for the original tree of knowledge. New York: Bantam Books, 1992.

MIZUNO, Hiromoto. **Pāligo jiten (zōsatsuban) (O dicionário do palí (edição adicional))**. Tokyo: Shunjūsha, 2005.

MIZUNO, Hiromoto (ed.). **Abhidhanmmattha-Sangaha**: nanpō bukkyō tetsugaku kyōgi gaisetsu (shinsōban) (**Abhidhanmmattha-Sangaha**: comentários em filosofia e doutrina do Budismo Theravada (edição novo)). Tokyo: Nakayama Shobō Busshorin, 2013.

MOODY, Raymond A. **Life after life**: the investigation of a phenomenon. St. Simons Island: Mockingbird Books, 1975.

NAGAO, Kayoko trsl. Gusha to kenja: Chiejikyō (A idiota e o sábio: Balapaṇḍita Sutta). In: NAKAMURA, Hajime *et al.* (ed.). **Genshi butten dai nana kan**: Chūbukyōten IV (**Genshi butten dai nana kan**: Chūbukyōten IV (**O sétimo volume do sutta budista primitivo:** Majjhima Nikāya IV). Tokyo: Shunjūsha, 2005. p. 313-344.

NAKAMAKI, Hirochika. Hajime ni ekitai ariki: Brazil ni okeru genkaku shūkyō no sōseiki (Há o líquido no começo: a gênese das religiões alucinógenas no Brasil). In: NIKAMAKI, Hirochika (ed.). **Tōsui suru bunka**: Chūnambei no shūkyō to shakai (As culturas embriagadas: religião e sociedade na América Latina). Tokyo: Heibonsha, 1992. p. 18-49.

RING, Kenneth. **Life at death**: a scientific investigation of the near-death experience. New York: Coward McCann, 1980.

SILVEIRA, Dartiu Xavier de *et al.* Ayahuasca in adolescence: a preliminary psychiatric assessment. **Journal of Psychoactive Drugs**, v. 37, n. 2, p. 129-33, 2005.

WALSH, Roger N. **The spirit of shamanism**. Los Angeles: Jeremy P. Tarchar, 1990.

YAMAMOTO, Makoto. Peru Amazon, ayahuasca tour o megutte: kankōka, shōhinka sareru shamanism (Sobre o tour de ayahuasca na Amazônia peruana: a comercialização turística e a mercantilização do xamanismo). **Shitennōji Daigaku Kiyō**, v. 54, p. 291-312, 2012.

YOSHINO, Akira. **Great shaman**: Amazon kara no inori (**Xamã grande**: oração da Amazônia). Tokyo: Tama Shuppan, 2011.

CAPÍTULO 3

"JARDINAGEM AMAZÔNICA" COMO UMA PRÁTICA ECOLÓGICA-HUMANA DE NOVAS RELIGIÕES AYAHUASQUEIRAS BRASILEIRAS[27]

Takeshi Goto

1 Introdução

> *"Yagé é <u>nossa</u> escola", "yagé é <u>nosso</u> estudo", eles dizem, e <u>yage</u> é concebido como algo semelhante à origem do conhecimento e de sua sociedade. Foi yagé que ensinou aos índios o bem e o mal, as propriedades dos animais, das medicinas, e das plantas comestíveis.*
> (TAUSSIG, 1987, p. 140, tradução do autor)

Durante a sua permanência no Brasil, para conduzir pesquisas de campo relacionadas ao seu processo de doutoramento, o autor explorou vários temas que refletem a multiplicidade dos fenômenos ecológico-humanos ocorridos na colonização amazônica. Um assunto relacionado a esse interesse é a medicina enteogênica psicoativa conhecida como "ayahuasca" que foi utilizada em práticas xamanísticas pelos ameríndios e caboclos na Amazônia. A ayahuasca, que significa "cipó do espírito" em língua quéchua, é o termo autóctone do

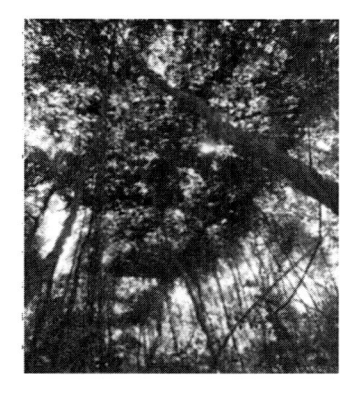

Fotografia 1 – O cipo do B. caapi

Banisteriopsis caapi, uma planta volúvel nativa da Amazônia que pertence à família Malpighiaceae (Fotografia 1), e também a cocção medicinal extraída

---

[27] Este artigo foi originalmente publicado sob o título japonês como seguinte. GOTO, Takeshi. Amazonia teki engei no tsuru-jō network. **Kunitachi Anthropology Research,** v. 12, p. 1-19, 2018. (https://hermes-ir.lib. hit-u.ac.jp/hermes/ir/re/29320/kunitachi0001200010.pdf). A publicação desta versão atualizada em português é permitida pelo Department of Sicial Anthropology, Hitotsubashi Univerisity, o proprietário de direito autoral.

dela. Essa planta tem seus respectivos nomes em várias línguas indígenas amazônicas como: *"caapi, dápa, mihi, kahí, natema, pindé e yagé"* (SCHULTES; HOFMANN; RÄTSCH, 1992, p. 124). Doravante, o termo de *"B. caapi"* será utilizado para denominar a espécie da planta e "ayahuasca" para a cocção extraída dela.

Atualmente, uma grande quantidade de pesquisas sobre ayahuasca tem sido conduzida no mundo por meio das várias áreas da ciência, por exemplo, química, medicina, botânica, psicologia, direito, arqueologia e antropologia. Como tema etnográfico em antropologia, foi descrito em relação com a religião e a espiritualidade dos Ameríndios (e.g. REICHEL--DORMATOFF, 1968; DESCOLA, 1993; GOW, 1994; KOHN, 2013). Em contraste com tais estudos explorados anteriormente, este ensaio considera o aspecto da "jardinagem" no processo de expansão de novas religiões aya-huasqueiras , com um foco especial no estado de Mato Grosso. Os diversos grupos desse tipo de religião são classificados sob a categoria conceitual de "novas religiões ayahuasqueiras". Eles têm origem no oeste da Amazônia e são os principais atores que contribuíram para a difusão de ayahuasca hoje por todo o Brasil.

O termo "jardinagem amazônica", neste contexto, indica a prática de obtenção da ayahuasca entre as novas religiões ayahuasqueiras. Este é, por assim dizer, um tipo de jardinagem que foi influenciada pelo sistema pro-dutivo que se desenvolvia historicamente em ambiente ecológico-humano na floresta ombrófila na Amazônia (BALÉE, 2006). O cultivo das plantas ingredientes de ayahuasca foi incorporado ao sistema. É indispensável para a fundação da vida religiosa nas novas religiões ayahuasqueiras ser capazes de se abastecerem a si mesmas de modo autônomo da quantidade neces-sária de ayahuasca. Em outras palavras, a prática de ayahuasca é baseada inteiramente na atividade de criar, por meio da jardinagem amazônica, a autossuficiência dessas comunidades com relação aos insumos da ayahuasca. O desenvolvimento das novas religiões ayahuasqueiras implica a expansão territorial do espaço onde as plantas crescem. Portanto, este estudo focaliza o dinamismo múltiplo entre religião e jardinagem.

Um ponto de vista é oferecido pela presente tentativa que permite compreender uma dimensão "ontológica" da vida religiosa. Pelo fato de a religião ser considerada como um fenômeno relacionado com o conheci-mento humano, a exploração acadêmica sobre ela tende a convergir à abor-dagem "epistemológica". Mas tal estrutura não é suficiente em uma busca pela compreensão de religiões ayahuasqueiras, porque sua prática existe em uma dimensão, em que humanos e plantas específicas são unificados em ambiente ecológico-humano. Quer dizer, a exploração acadêmica sobre ayahuasca exige uma estrutura conceitual que permita analisar a dimensão em que a complexidade entre humano e plantas é gerida. Por realização deste motivo teórico, a análise etnográfica do estudo focaliza as fases em que a recomposição do mundo e da vida, tanto "físico" como "psíquico", ocorrem entre novos ayahuasqueiros.

Aqui apresenta-se uma estrutura conceptual por meio da qual a discussão deste estudo se baseia. Em filosofia ocidental ou mais especificamente na tradição cartesiana, o humano é dividido em duas dimensões: (1) o corpo como materialidade que é relacionado com o mundo físico que existe em exterioridade do humano; (2) a mente como humanidade que é relacionada com o mundo psíquico que existe como interioridade do humano. Contudo a experiência da ayahuasca seria uma desconstrução fundamental para esse dualismo entre corpo e mente. Ela permite ao ingestor experienciar que essa "interioridade" espiritual seja alterada por meio da influência de uma "exterioridade" material. Nessa extensão, o estado alterado de interioridade pela ingestão de ayahuasca é expresso aqui como "modo amazônico" de consciência. Correspondentemente, o sujeito que alterou sua interioridade tende a alterar a constelação de sua exterioridade material em relação com ayahuasca. Um dos exercícios entre os ayahuasqueiros é recompor seu mundo da vida exterior ao mesmo modo que a vida interior: uma "jardinagem amazônica".

Ao final desta seção introdutória, é descrito um episódio sobre o primeiro contato entre o autor e a ayahuasca. Interessantemente, a oportunidade de experimentá-la veio-lhe antes da sua chegada ao Mato Grosso e da sua pesquisa de campo. O primeiro contato foi na visita ao laboratório antropológico na Universidade de Brasília. O autor encontrou um estudante de pós-graduação e ele convidou-o ao "trabalho" que teria na noite em sua igreja do Santo Daime. Eles são um grupo de novos ayahuasqueiros que se originaram da região do Acre, sendo conhecida como uma religião sincrética de Catolicismo popular, religião afro-brasileira e xamanismo de caboclo. À noite, o autor ingeriu ayahuasca na participação do ritual na forma chamada "bailado" (composto por baile e coro) até a madrugada. Houve momentos de viagem por dentro da sua autoconsciência que se projetava na visualização de padrões geométricos vividamente coloridos que incessantemente geravam-se, transformavam-se e fundiam-se um ao outro. Ao mesmo tempo, sem se acostumar com a manipulação de sua mente e do seu corpo na dimensão fractal, o autor precisava superar sofrimentos que apareceram na formas de emissões incontroláveis de emoções, como sentimento profundo de medo, ou ânsia de vômito[28]. Desde esse evento, o autor e a ayahuasca estiveram intimamente conectados durante a sua permanência no Brasil.

2 Agente da Floresta Amazônica

A ayahuasca é um líquido turvo marrom obtido da extração de matérias-primas pela fervura[29]: o esmagamento do cipó lignificado do *B. caapi* e as folhas frescas da *Psychotria viridis*, um arbusto amazônico pertence à família Rubiaceae (abreviado como "*P. viridis*" doravante) (Fotografia 2). Então geralmente os ayahuasqueiros chamam isso de "chá" (Fotografia 3). Sua ação farmacológica é causada pela combinação de (a) *B. caapi* que contém os alcalóides harmanos[30] e (b) *P. viridis* que contém a "dimetiltriptamina" (DMT). Essas substâncias químicas psicotrópicas agem sobre o corpo humano da seguinte maneira: as substâncias contidas em (a), que dizem de "beta-carbolinas", têm uma função de inibir a secreção de uma enzima de monoamina oxidase (MAO) dentro de estômago de ingestor. Enquanto DMT contida em (b) é um dos neurotransmissores de monoamina, em caso de ser ingerido sozinho, será imediatamente dissolvida pelo efeito da MAO. Em suma, a DMT pode ser assimilada ao corpo sem dissolução, quando está combinada com os inibidores de MAO (IMAO) contidos em (a) (SCHULTES; HOFMANN; RÄTSCH, 1992, p. 127; RIVIER; LINDGREN, 1972, p. 101; MCKENNA *et al.*, 1984, p. 196-197).

---

[28] Esses eventos são alguns dos fenômenos que acontecem no corpo e mente do ingestor. O que realmente acontece varia dependendo da condição interna e externa de cada pessoa. A visão estética projetada em estado de olhos fechados se diz, entre daimistas (os adeptos do Santo Daime), a "*miração*", e facilita uma meditação mais profunda. O estado de sofrimento, que é chamado "*peia*", assim como o autor experienciou, é um efeito contrário, enquanto é considerado como efeito importante relacionado com a purificação de corpo e mente. A "sobriedade", caso não aconteça nenhuma alteração, é também um dos tais efeitos.

[29] A qualidade da ayahuasca varia muito dependendo de como foi processada. Por exemplo, dependendo de grau de condensação pelo aquecimento, a cor e a densidade do líquido variam: do normal com cor de marrom branco ou amarelo e consistência rala para o aquele chamado de "mel" que tem a cor mais escura e a consistência pegajosa. As plantas de ingrediente variam em região, grupo e uso. Por exemplo, em cada gênero de *Banisteriopsis* e *Psychotria*, existe um número de espécies, subespécies e variedades cultivadas (SCHULTES; RAFFAUF, 1990, p. 392-396). Também há plantas como *Diplopterys cabrerana*, classificada à família *Malpighiaceae*, que contém DMT como *P. viridis*. Além disso, as várias plantas que contêm alcaloide psicoativo, como *Justicia pectoralis* e *Prestonia amazônica*, habitam na floresta amazônica e foram utilizadas como ingredientes de ayahuasca.

[30] Mais especificamente, eles são harmina, harmalina e tetraidraharmina etc.

Fotografia 2 (esquerda) – Uma fase da fabricação em que as folhas de P. viridis estavam adiadas para líquido extraído de B. caapi. Depois, estaria completado pelo mais aquecimento e a filtragem. Fotografia 3 (direita) – A ayahuasca completa. No tempo de ritual, o líquido está distribuído para cada um de tal recipiente

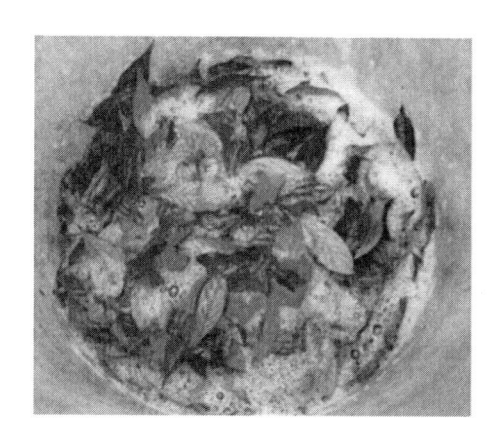 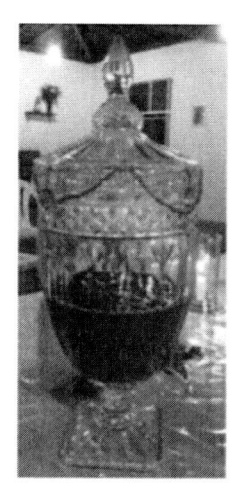

(Fotografias do autor)

Como já foi esclarecido pela descrição , o efeito que a ayahuasca causa no corpo e na mente do humano é por assim dizer a "alucinação". De fato, sob o sistema legal do Japão, DMT é identificada como uma das "drogas registradas" pelo *Ato dos assuntos farmacológicos*" (Lei Nº 145 de 1960) (KŌSEIRŌDŌSHŌ, 2017). Portanto, o tema tratado neste estudo é legalmente delicado, esta seção é alocada para dois assuntos básicos: a legislação brasileira que regulariza a substância, de primeiro, e a postura pessoal do autor para o assunto, de segundo.

Primeiro, no Brasil, é considerado que o uso de ayahuasca é "legal" desde que todos os regulamentos estejam conformados. Em sua legislação, não existe uma lei única que identifique e proíba cada droga específica. Em vez disso, os regulamentos legais para uso de alguma droga são delegados ao julgamento de cada agência governamental. O que é considerada como a diretriz para o uso de ayahuasca é a *Resolução*" expedida pelo Conselho Nacional de Polícia sobre Drogas (Conad) sob o Ministério da Justiça (CONAD, 2010). De acordo com a resolução atual promulgada em 2010[31],

---

[31] O governo federal brasileiro fez a primeira regularização de ayahuasca em 1987. Enquanto não há legislação até hoje, a Resolução está periodicamente renovada (LABATE; FEENEY, 2012, p. 155).

todos os atos sobre ayahuasca, como a fabricação, o armazenamento e a utilização, não devem ser relacionados nem com os fins medicinais nem comerciais[32], sendo considerados "legítimos" apenas com o fim "religioso". Na necessidade de fiscalizar o cumprimento dos atos apropriados, todos os ayahuasqueiros devem estabelecer a entidade religiosa para registrar-se ao Conad (LABATE; FEENEY, 2012, p. 155). O processo da produção para o consumo deve ser concluído dentro da entidade, por causa da restrição de distribuí-la para seu consumo fora das dependências. Isso é uma das razões pelas quais a prática religiosa é inseparável do cultivo e a sustentação da base inteira que realiza sua autossuficiência.

Segundo, a postura pessoal do autor para o assunto é definida. (1) A premissa básica enfatizada é o que sua intenção, por meio desta discussão, não se inclina a promover o abuso da droga ilegal no Japão. Enquanto (2) é inapropriado descrever os fenômenos relacionados com a ayahuasca no Brasil, por aplicar imagens popularizadas no Japão sobre "alucinógeno" (ou psicoativos em geral) como "desvio" ou comportamento "antissocial". Porque essas imagens são amplamente discrepantes da realidade em que os ayahuasqueiros vivem.

Sobre (1), pelo ponto de vista histórico ou de praticantes mesmos, ayahuasca foi ingerida sempre na forma de ritual religioso para o fim espiritual, mas nunca para a "recreação". As situações da ingestão, sejam para receber cura de qualquer doença física ou psíquica, contactar uma entidade sobrenatural como divindade, compreender a providência do mundo, têm sempre em vista uma finalidade dita espiritual[33]. Por isso, está afirmado que o acesso descuidado para ayahuasca sem associação à comunidade e conhecimento com a cosmologia fundacional seja não apenas perigoso[34], mas também fútil. Esta seria a síntese que o autor defende (1).

Referência disponível para evidenciar sobre (2) é a pesquisa feita por Bouso e colaboradores (2012), que examina a condição de saúde dos adeptos das religiões ayahuasqueiras, que consumiram a substância frequentemente e por longo período de tempo. A pesquisa conclui que não existem evidências de desajuste psicológico, deterioração de saúde mental ou desordem "cognitiva"

---

[32] Nesse ponto, a circunstância do Brasil é bem diferente à de outros países da América Latina, onde o turismo ayahuasqueiro e a comercialização de xamanismo são problematizados.

[33] A ayahuasca é "planta de ensino", como um curador popular moderno concebeu (LUNA, 1984), e sua prática é relacionada com a busca de conhecimento (TAUSSIG, 1987).

[34] Esse tipo de perigo não deriva da ação farmacológica da substância mesma, mas em vez disso, os efeitos colaterais que ocorrem após a "alucinação" como confusão ou acidente, inesperado do uso dela. Tal perigo pode ser considerado equivalente do que LSD trouxe à sociedade na década de 1960. Além disso, vários riscos podem ocorrer pela distribuição clandestina de "ayahuasca", cujo processo de fabricação e componentes não são conhecidos.

entre os sujeitos (BOUSO *et al.*, 2012, p. 1). É considerado consenso, entre os praticantes, que a ayahuasca não é apenas inofensiva, se utilizada de modo apropriado, mas também aumentará a saúde do praticante. Por exemplo, durante a sessão ayahuasqueira, todos os participantes tomam-na, incluindo gestantes ou crianças. O estudante de pós-graduação mencionado acima, quando ele levou o autor pela primeira vez à sua igreja, explicou como seguinte: "o embrião recebe o sacramento através do corpo de sua mãe". Nessa época sua parceira estava grávida. Quer dizer, eles acreditam-na como um remédio para curar várias formas de enfermidade e também uma entidade divina na qual eles colocam sólidas confianças. Isso evidencia a discrepância entre o conceito autóctone da ayahuasca e a imagem popular sobre "alucinógeno" no Japão.

3 Interioridade e Exterioridade de Mundo da vida

3.1 Novos Ayahuasqueiros

Doravante, por meio das seções a seguir, serão consideradas os aspectos múltiplos da alteração ao "modo amazônico" que ocorrem no ingestor da ayahuasca. A presente seção analisa especialmente o mecanismo pelo qual a alteração é trazida à interioridade do ingestor. Na primeira parte, as características básicas de cada grupo dos novos ayahuasqueiros ativos em Mato Grosso são descritos, embora o conhecimento do autor esteja basicamente limitado ao caso da Baixada Cuiabana que localiza-se no centro-sul do estado. A propósito, o autor teve experiência de acompanhar rituais de todos os grupos mencionados aqui, participava mais frequentemente das atividades de Santo Daime. Portanto, não se pode negar que os casos tratados neste estudo tendem a ser mais relacionados a eles.

A Baixada Cuiabana, enquanto está contido na Amazônia Legal como categoria territorial, ecologicamente localiza-se no bioma de cerrado. Por essa condição climática não foi observado a prática de consumo da ayahuasca como cultura endêmica. Essa prática foi trazida por vários grupos ou subgrupos de novas religiões ayahuasqueiras que se originaram fora da região. Os grupos mais representativos são: (1) Santo Daime e (2) União do Vegetal (UDV). Ambos são religiões apoiadas pela visão cristã do mundo, mas possuem perfis bem heterogêneos em termos de origem, doutrina, prática e estrutura orgânica[35]. Por exemplo, os rituais conduzidos

---

[35] Adicionalmente, a diferença entre os dois é explicada simplesmente em cada nome de plantas do ingrediente. *B. caapi* é chamado de *"jagube"* no Santo Daime e *"mariri"* na UDV. Por outro, *P. viridis* é *"rainha"* no primeiro e

pelo Santo Daime são chamados de "trabalho" que assume várias formas como "bailado" (mencionado anteriormente) ou "concentração" composta por meditação e coro de hino. Por outro lado, os rituais da UDV são chamados de "sessão". Embora há várias formas de sessões, a "Sessão de Escala" que o autor participou consistia em meditação sentada, apreciação musical, "chamadas", e "perguntas e respostas" entre a liderança e os leigos sobre doutrinária e prática.

Apesar dessas diferenças e do pequeno contato mútuo, há muitos pontos comuns entre eles. Os respectivos fundadores, isto é, Mestre Raimundo Irineu Serra do Santo Daime e Mestre José Gabriel da Costa da UDV, surgiram entre os seringueiros que migraram do Nordeste do Brasil ao Acre com o ciclo da borracha na primeira metade do século 20. Para ambos foi ensinada a arte da ayahuasca pelo contato com curadores populares locais, caboclos. A articulação da economia extrativista vinculada com o capitalismo industrial europeu na Amazônia era, ao mesmo tempo, o processo de absorver os colonos ao mundo de vida amazônica. O nascimento desses novos ayahuasqueiros era um dos exemplos de geração de "entidades caboclas", isto é, uma articulação mútua entre culturas locais e dos imigrantes que ocorre em várias formas em toda a Amazônia. Depois, essas duas religiões expandiram fora da Amazônia, incorporando o "espiritismo" kardecista em suas doutrinas, e foram recebidas principalmente por pessoas de classe média urbana.

Fotografia 4 – Ícones colocados na igreja sincrética de Centro de Cultura Cósmica: ao centro, Mestre Francisco, o fundador do grupo; acima, Santa Maria; a direita, Mestre Irineu; abaixo, Padrinho Sebastião, o fundador de Cefluris do Santo Daime; à esquerda, Mestre Gabriel

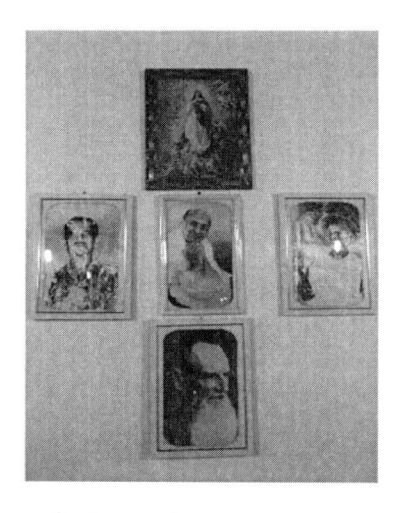

(Fotografia do autor)

Santo Daime e UDV eram formados como resultados de "sincretização", várias "cismas" nasceram dentro deles e cada uma tentou incorporar

---

"*chacruna*" no último. É considerado tais diferenças se derivarem de quais falantes de linguagem ensinarem a arte da ayahuasca a cada fundador.

elementos religiosos diversos[36]. Esse tipo de dinamismo trouxe-lhes diversidade enorme. No caso do Santo Daime, cada uma das igrejas em diferentes partes do Brasil foi fundada espontaneamente por adeptos locais, especialmente pelos indivíduos ou famílias notáveis em seus recursos financeiros relativamente abundantes no contexto comunitário. Por isso, as práticas conduzidas ou regulamentos aplicados na igreja inevitavelmente refletem orientação e interpretação doutrinária das pessoas que assumem posição de liderança. Por causa de tal estrutura descentralizada, eles têm uma tendência de gerar facções diversas ou as novas configurações sincréticas dentro da sua comunidade[37].

Por outro lado, a UDV construiu sua máquina organizacional de maneira mais centralizada e estratificada, assim os adeptos mesmos comparem-se a "burocracia"[38]. Essa natureza funciona de modo eficiente para o crescimento constante de sua instituição. Devido a esse fundo, cada uma de suas comunidades, incluindo os novos centros, é caracterizada pela alta homogeneidade. Em Mato Grosso, durante a permanência do autor, enquanto o Santo Daime limitava-se a um ou pouco mais grupos ativos só em torno de Cuiabá, UDV desenvolvia-se em uma ampla gama da rede que se estendia até cidades médias ou pequenas no interior.

Contudo, para a UDV, é irresistível a tendência que cismas se gerem dentro dela, o mesmo se passa no Santo Daime. Tanto quanto o autor foi dado a conhecer, somente em Mato Grosso, há vários grupos ayahuasqueiros que seguem linhagem da UDV, mas ficam independentes. Um exemplo mais representativo no estado é o Centro de Cultura Cósmica, dentro disso, a doutrina e a prática de ambos, do Santo Daime e da UDV, são incorporadas (Fotografia 4).

---

[36] Embora há várias cismas dentro do Santo Daime hoje, a principal se refere, por um lado, o Alto Santo é uma linha que fielmente adere à doutrina do fundador, Mestre Irineu, e seus membros são limitados pelos parentescos pessoais. Uma outra linha é o Cefluris (Centro Eclético da Fluente Luz Universal Raimundo Irineu Serra) que se separou do primeiro em 1974 e desenvolveu-se ao maior grupo. Nakamaki (1992, p. 21) detalhadamente explica sobre cada cisma e linhagem do Santo Daime. Há mais um outro na mesma linha que se chama "Barquinha", que foi fundado por um dos companheiros do Mestre Irineu, enquanto sua atividade limita-se regionalmente no Acre.

[37] O exemplo é uma forma de ritual da Umbanda conhecido como "Umbandaime". Nesse tentativo, o trabalho de *gira*, o ritual de incorporação com entidades, é combinado com ingestão da ayahuasca. O autor participava de um ritual do Umbandaime no Distrito Federal.

[38] Uma característica doutrinal da UDV é o "positivismo", que dá ênfase à racionalidade empirista. Um membro do alto escalão explicou que tal máquina burocrática é um reflexo do positivismo e foi desenhada pelo Mestre Gabriel de propósito por causa que a mimese da hierarquia facilita a adaptação à sociedade real. Quer dizer, isso representa grande vantagem para a administração da entidade ou negociação com governo. O desenvolvimento significativo da UDV até hoje demonstra que tal desenho organizacional tem tido sucesso.

3.2 Alteração Física e Psíquica

Esta segunda parte foca no efeito da ayahuasca que conduz o ingestor a coordenar seu mundo da vida interna e externa em jeito convergente. Esse efeito é produzido por sua agência múltipla: a ayahuasca, (1) como o líquido contém substâncias psicoativas, não apenas altera a interioridade do ingestor, (2) como a combinação das plantas cultivadas, mas também, altera a exterioridade do ingestor.

Apesar da heterogeneidade quanto à estrutura institucional de cada uma das novas religiões ayahuasqueiras, uma característica compartilhada é a percepção desses grupos sobre o que a ayahuasca efetua na consciência. Ou seja, eles conceitualizam a ayahuasca como uma entidade "religiosa" bem como "medicinal". O fato é também observável no xamanismo dos ameríndios, tal dualidade da concepção derivou da relação direta entre a ayahuasca e o corpo humano, em vez de formulação institucional de cada grupo religioso. Porque ela não apenas altera o estado psíquico, mas considera-se também que ela traz efeito de "cura" para qualquer "enfermidade" do ingestor que possa existir, em várias formas tangíveis ou intangíveis. Essa concepção antropológica de "enfermidade" é definida como a experiência subjetiva do "enfermo" sobre sua dificuldade no corpo ou mente, contrastado com a "doença", que é definida cientificamente como o objeto de intervenção biomédica (cf. YOUNG, 1982).

Durante o ritual de ayahuasca, imagens estéticas visualmente reconhecíveis como diagramas ou pinturas dinamicamente móveis podem aparecer no campo de visão interior do ingestor. Simultaneamente, na forma incorporada com esses efeitos visuais, os vários modos de alteração psíquica, que não ocorrem sob estado normal de consciência, serão causados. De acordo com as experiências pessoais do autor, isso seria exemplificado concretamente da seguinte maneira : (a) mudança de percepção e cognição sobre espaço e tempo; (b) fusão de sensações que são primariamente percebidas por áreas separadas em sistema sensório (ou assim dizer "sinestesia"); (c) jorro aleatório de emoções específicas e a radicalização de cada uma; (d) melhoria da capacidade intelectual, tal como competência linguística ou pensamento lógico; e (f) modificação ou perda temporária de memória; possessão ou incorporação de personalidade de outra ou entidade espiritual que ocorra para o eu ou pela perspectiva do eu para outro. Além desses mencionados, há vários padrões dos fenômenos[39]. Esses fenômenos psíquicos

---

[39] Por exemplo, enquanto o autor não experienciou, um dos maiores efeitos causados é um modo de consciência que evoca retroação à origem parental ou contato com espírito ancestral. Isso relaciona-se com o fato de que

não são resultado de algo semelhante a uma embriaguez ou insanidade, do contrário: cada estado é experimentado sob a consciência firme e clara e depois disso permanece na memória.

No entanto, da perspectiva de adeptos ayahuasqueiros, essas experiências subjetivas são conhecidas como um contato com entidades divinas ou espirituais que pertencem ao mundo sobrenatural. Mas atualmente, é certo que tais objetos ou imagens aparecidos durante o experimento são reflexos do eu gerados como autoconsciência (Selbbewustsein). Se aplicarmos explicações das ciências, todos esses fenômenos são percebidos como efeitos no cérebro produzidos pelas químicas psicoativas contidas na ayahuasca. Contudo, assim como indicado de fato que à maioria dos ayahuasqueiros não interessa explicar suas experiências religiosas em termos científicos, tal redução mecanicista não é apropriada para compreender a totalidade dos fenômenos ayahuasqueiros. Consideramos que seria mais importante abordar as realidades múltiplas por um método empirista conhecido como "abdução" etnográfica.

No momento que o ingestor experimenta tal alteração psíquica percebida como experiência religiosa, um outro processo simultaneamente manifesta-se dentro do seu corpo, envolvendo uma "purificação" física. Esse processo acontece não apenas como fenômeno fisiológico, como por meio do vômito ou excreção, mas também psicológico. Assim expresso em hinos como "limpeza do coração" entre os daimistas, a "limpeza" seria equivalente à noção de "catarse", tal como empregada pela psiquiatria. É conceitualizado pelos adeptos que tais efeitos de purificação física e psíquica estejam relacionados com "cura" contra diversas formas de "enfermidade". Essas enfermidades curáveis pela ayahuasca incluem: (i) desordem física ou psíquica tangível como doença; (ii) mau estado de corpo ou mente mais vagos e não levam à doença diagnóstica; e mesmo (iii) vários tipos de ansiedade ou insatisfação intangíveis encontrados na vida cotidiana[40]. Além disso, o processo de cura pode ser entendido por aplicar o conhecimento de antropologia simbólica (TURNER, 1969). A purificação que compõe a parte nuclear do ritual é a fase de "passagem" por meio da qual a condição antiga

---

a ayahuasca é conectada profundamente com admiração parental, assim como o termo mesmo significa "cipó de espírito". A mesma prática é encontrada no Santo Daime na forma de liturgia cristã sincretizada. Um ritual semanal chamado "missa" é realizado não para os participantes mesmos, mas para os "mortos".

[40] Enquanto não é certo que tais desejos são oficialmente considerados como objeto da cura, é razoável assumir que os adeptos reflitam sua fé na resolução deles. No xamanismo de ameríndio ou caboclo, acredita-se que o ingestor da ayahuasca pode procurar a causa do problema e esta seria a pista para resolução pela exploração de seu inconsciente, agora visualizada como objeto perceptível.

do eu será desconstruída. O resultado final do processo inteiro é a fase de "reintegração" com o eu reconstruído de novo. Tal renovação ritualística trará satisfação profunda para corpo e mente do ingestor.

No tempo em que o Santo Daime ou a UDV estavam se estabelecendo, a maioria das pessoas que se reuniam em torno dos fundadores eram migrantes seringueiros deslocados dos lugares natais para as fronteiras extrativistas. É compreensível que a ayahuasca se difundiu entre moradores por causa da necessidade de receber cura para vários tipos de doenças ou enfermidades que ocorrem nessa circunstância peculiar. A etnografia de Michael Taussig (1987) é um dos trabalhos mais representativos que tratou a relação entre colonos brancos e xamãs caboclos em uma das fronteiras amazônicas. Sua etnografia descreve várias situações em que os colonos que se encontram em dificuldade cotidiana, tal como doença, infelicidade ou má sorte, demandam sua solução ao ritual da ayahuasca com um xamã caboclo[41].

Assim, é um fato confiável que a busca de curas contra as enfermidades desconhecidas pela medicina existente é um dos maiores incentivos aos homens brancos e cristãos que se colocaram nas mãos de um xamã caboclo em um ritual da ayahuasca. Tal cura foi obtida pelo alcance à dimensão em que corpo e mente alterados reuniam-se por meio de ritual. Para avançar a discussão, é necessário mudar o ponto de vista de que a ayahuasca é uma substância produzida pelo processo das plantas específicas. Os sujeitos que alteraram seu mundo da vida interna (Umwelt) ao "modo amazônico" agora aspiram obtê-las. Em outras palavras, eles envolvem-se em uma ação de construir sua exterioridade ao modo coincidido com sua interioridade: tal exercício é a "jardinagem amazônica".

4 Jardinagem Amazônica

4.1 Mimese da Floresta Amazônica

Do ponto de vista histórico, a ayahuasca distribuiu-se ao alcance amplo principalmente na floresta ombrófila na Amazônia do oeste, além dos países como Brasil, Peru, Bolívia, Equador e Colômbia, e foi utilizada

---

[41] Pela descrição do Taussig sobre os casos na bacia do Rio Putumayo da Colômbia, é associável que o encontro entre curadores caboclos e os fundadores das religiões novas ayahuasqueiras no Acre fosse algum dos muitos mesmos eventos que aconteceram em vários lugares na Amazônia. É interessante que existem muitas características semelhantes entre casos em Putumayo e Acre. Ambos são bem sincretizados com Catolicismo Popular e compartilham aspecto idiomático como vocabulário, metáforas e simbolismos para exprimir o experimento, além da diferença idiomática entre espanhol e português (TAUSSIG 1987).

entre vários grupos dos ameríndios. A imagem estereotipada sobre ayahuasca como "arcano" xamanístico evoca uma associação que as plantas que fornecem os ingredientes seriam espécies selvagens, obtidas no interior da floresta. Contudo, o fato de como as plantas se distribuíram em localidades específicas conta outra realidade. Do ponto de vista ecológico, a floresta amazônica é composta com vários sistemas ecológicos localmente formados e dentro de cada um caracteriza-se uma flora extremamente diversa. Por isso, a distribuição homogênea de algumas plantas específicas evidencia a existência de alguns fatores antropogênicos.

Na verdade, ambas, *B. caapi* e a *P. viridis*, são plantas domesticadas que se enraizaram no mundo da vida amazônica, assim como sua origem de domesticação pode ser rastreada até o período pré-colombiano pela arqueologia (OGALDE; ARRIAZAR; SATO, 2009; WHITNEY *et al.*, 2014). Por causa de tal longa história do cultivo e a distribuição ampla, seria difícil identificar as localidades de origem das espécies. A facilidade de propagá-las por meio da técnica de "estaquia"[42] fez com que essas plantas permeassem o mundo da vida indígena por causa da adaptabilidade com "horticultura" praticada na Amazônia. A propósito, ambas as palavras, "horticultura" e "jardinagem", são relacionadas uma à outra, mas a primeira implica uma atividade mais vinculada com subsistência ou vida econômica.

Obviamente, é inapropriado supor que as atividades produtivas historicamente existentes na Amazônia sejam homogêneas. Mas uma característica que deve ser extraída em termos de "horticultura" é, de acordo com Philippe Descola, o exercício de criar um espaço adequado descrito como "jardim" por meio de "mimese da floresta clímax" (DESCOLA, 1993, p. 137, 170). Ou seja, com a plantação de diversas espécies de plantas, domesticadas e selvagens, em estrutura multicamada, a degradação do solo sob o clima tropical úmido estará prevenida e a condição produtiva será otimizada. As plantas da ayahuasca foram combinadas ao sistema de plantio e utilizadas em cenas religiosas ou medicinais (DESCOLA, 1993, p. 100). A floresta amazônica nunca esteve no espaço em que o mundo humano e natural eram rigidamente segmentares, do contrário: ela foi criada pela interpenetração incessante entre humano e natureza[43]. Quer dizer, as plantas de

---

[42] A razão pela qual a estaquia é primeiro modo de propagação é, pelo caso de *B. caapi* mesmo, há variedades que não produzem suas sementes, que consiste em enterrar parcialmente os ramos de uma planta para obter fixação de um novo indivíduo. Como resultado do avanço da domesticação, e pelo caso de *P. viridis*, sua taxa de germinação é bem baixa (RÄTSCH, 2005: "*Banisteriopsis caapi*" e "*Psychotria viridis*").

[43] Este assunto foi vigorosamente empreendido na área de pesquisa conhecida como "ecologia histórica" por meio de casos como a "terra preta do Índio", o solo artificialmente fertilizado no período pré-colombiano, ou a

ayahuasca estenderam seu alcance de distribuição sendo acompanhadas com os movimentos de humanos, assim como alguns dos componentes desse ambiente antropogênico.

Se focaliza no sistema técnico per se, a horticultura amazônica parece-se como o aplicado tradicionalmente em zonas tropicais úmidas em todo o mundo. Na verdade, a descrição sobre "queimada" na Indonésia por Clifford Geertz explica mais claramente a ênfase de Descola em "mimese da floresta clímax". Geertz diz que "a queimada é um sistema pelo qual a floresta natural é transformada em floresta colhível" (GEERTZ, 1963, p. 25). Isso seria um método adequado para transferir os nutrientes ambientais para colheitas sob a condição de floresta tropical, em que os nutrientes dificilmente acumulam-se acima do chão, mas circulam entre os corpos dos seres vivos. O plantio fechado pela copa acima é importante, porque o lugar não é o "campo", mas a "floresta tropical miniaturizada composta principalmente pelas colheitas para produção de alimento útil" (GEERTZ, 1963, p. 25).

Em suma, esse sistema técnico é um resultado de adaptação ao ambiente tropical úmido, caracterizado pelo solo meteorizado e chuva intensa, em que a produtividade esteja degradada rapidamente depois da intervenção humana. Certamente, existe correlação entre condição oligotrófica e diversidade alta em espécie: uma regra conhecida como "paradoxo de enriquecimento" (cf. HUSTON, 1994, p. 99). Portanto, as horticulturas endêmicas nos trópicos, assim como a biota selvagem, deverão aumentar a diversidade de espécies, por causa da necessidade de se adaptar à condição ambiental. Isso aparece, segundo Paul Richards, em um modo produtivo chamado como "policultura", que seja contrastado com "monocultura" em zonas temperadas (RICHARDS, 1985, p. 63; SCOTT, 1998, p. 273).

Então, além de tal generalidade em termos de relacionamento entre humano e ambiente ecológico tropical, pode ser concebido por uma peculiaridade de horticultura amazônica, um aspecto de cultivo de várias plantas psicoativas representadas pela ayahuasca foi incorporado ao sistema técnico de "policultura". Dentro disso, acompanhado com exploração de mundo psíquico por meio do consumo dessas plantas, a complexão entre várias dimensões da vida tais como subsistência, religião e medicina foi composta.

Na seção anterior, foi explicado que a ayahuasca age de forma a incorporar experiência de alteração mental à corporal. É o conhecimento

---

modificação seletiva de vegetação enriquecer plantas utilizáveis (BALÉE, 2006).

obtido por meio de discussão nesta seção, que tal corpo humano alterado permeou o ambiente ecológico-humano na Amazônia pela atividade subsistente. Mais precisamente, o modo amazônico em dimensão de consciência foi anexado à exterioridade material pelo sistema de horticultura. Aqui postula-se que o estado de interioridade e de exterioridade dos humanos são consecutivamente unidos como "modo amazônico do mundo da vida".

Novas religiões ayahuasqueiras contemporâneas, naturalmente, não dependem de sua subsistência total em horticultura. Mas é certo que elas se envolvem nas práticas que alteram seu mundo da vida ao modo amazônico. Por isso, a jardinagem amazônica é uma dessas práticas que orientam modificar parcialmente seu mundo da vida externa.

4.2 Rede Ayahuasqueira

À luz da discussão trazida anteriormente, esta seção considera a jardinagem amazônica praticada pelos novos ayahuasqueiros em Mato Grosso. A causa principal da ausência do costume da ayahuasca entre os indígenas no Estado é a indisponibilidade das plantas de ingrediente em maior parte da região (exceto para o extremo norte). Mesmo na região da metade norte do Estado, que é acobertada com o aumento do bioma amazônico, há vários meses de seca durante o inverno. Nessa condição de floresta estacional, enquanto *P. viridis* tem algum grau de tolerância, para *B. caapi* é difícil sobreviver, já que esta prefere uma condição mais úmida.

Entre as novas religiões ayahuasqueiras no Estado, o cultivo dessas duas plantas deve de ser realizado em forma de sistema agroflorestal[44] moderno, equipado com irrigação, que permite às plantas suportar a estação seca (Fotografia 1). Tal instalação foi colocada em alguma parte da "chácara"[45] no subúrbio de cidade onde cada igreja de novos ayahuasqueiros localize-se. Nesse plantio, cipó de *B. caapi* cresce ao longo de coluna de concreto de cerca de cinco metros e prateleira de arame e o arbusto de *P. viridis*, que adora sombra, cresce abaixo do primeiro. Então, a estrutura multicamada compartilhada com horticultura está aplicada aí.

---

[44] Agrofloresta é um sistema técnico de agricultura tropical que coordena plantação com diversas espécies de colheitas em estrutura multicamada. Portanto a agrofloresta não significa uma única coisa, mas é o termo que coletivamente denomina-se as diversas técnicas desenvolvidas em várias regiões tropicais, é seu objetivo comum adaptar agricultura moderna com a condição mais delicada do ecossistema tropical.

[45] Chácara é uma pequena propriedade com horta com uma área de cerca de 1-2 hectares. É popular entre residentes urbanos no Brasil tê-la como vivenda para passar férias.

Dos ingredientes produzidos dessa maneira será manufaturada a ayahuasca em oficina construída dentro das propriedades das igrejas (Fotografia 5). Este trabalho de manufatura é um dos elementos indispensáveis para as práticas religiosas entre ayahuasqueiros e é operado em cada unidade pelos próprios adeptos. O trabalho é conduzido não apenas em relação ao regramento legal (ver Seção 2), mas também como um dos rituais mais importantes em todas as ordens frequentadas pelo autor. Cada ordem possui técnica e maneira específicas para o ritual e aplica-lhe nomes distintos, por exemplo, é *"feitio"* no Santo Daime e *"preparo"* na UDV. Em caso do primeiro, em que o autor mesmo envolveu-se, durante do ritual, os participantes envolvem-se na manufatura com atitude devota e sincera. Eles devem ingerir a ayahuasca, dedicar orações e hinos, tratar e manusear os ingredientes com muito cuidado, assim como as plantas que são consideradas sagradas (Fotografia 6).

Fotografia 5 (esquerda) – Um exemplo de oficina de Santo Daime. Ayahuasca estava extraída em panelas colocadas em caldeira de lenha

Fotografia 6 (direita) – Uma cena do feitio. Os homens limpam musgos e líquens em casca de B. caapi. Há a divisão de trabalho baseado em gênero: homem trata B. caapi e mulher trata P. viridis exclusivamente, cada um simboliza a masculinidade e a feminilidade

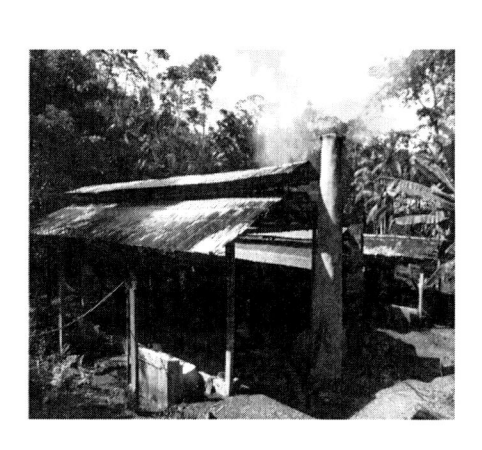 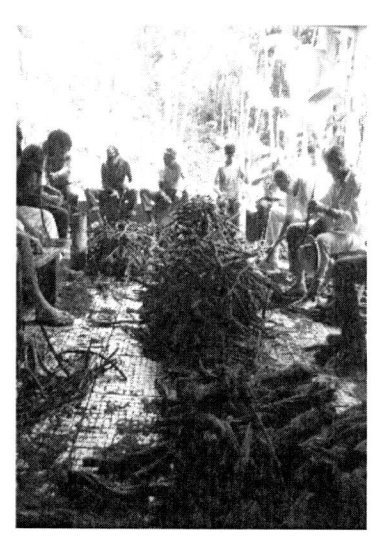

(Fotografias do autor)

O produto final será armazenado e conservado em garrafa e consumido por alguma extensão do tempo. O ritual é feito de tempos em tempos, geralmente nos centros frequentados pelo autor, são realizados duas vezes por ano pelo menos.

A descrição até agora indica como essa base material é inseparável da prática religiosa entre novos ayahuasqueiros. Para uma compreensão sobre o dinamismo pelo qual essa base é estabelecida, é apropriado aplicar o modelo de "rede" no sentido em que é empregado na "Teoria Ator-Rede" (TAR). O conceito da "rede" descreve a base ontológica composta pelo híbrido entre humano e não humano em que uma determinada tecnociência se estabelece. Por isso, a universalidade de tecnociência é alcançada pela "expansão" da interioridade da rede, mas não pela "extensão" à exterioridade dela (LATOUR, 1987, p. 247-50). Da mesma maneira, a prática dos novos ayahuasqueiros pode existir só dentro da rede. Por isso, é a primeira preocupação entre eles construir e manter a rede em que o híbrido de humano e não humano que gera a ayahuasca esteja instalada em uma constelação específica.

Ao aplicar a TAR, que, em sua concepção, ambos, o humano e o não humano, envolvidos na rede, são simetricamente supridos como "ator" que têm "agência" (a capacidade de agir em um outro em um ambiente determinado). Todos os atores associados interativamente determinam os próprios de cada um. Essa concepção conduz entendimento acurado sobre aspecto ontológico das práticas ayahuasqueiras. Porque hibridismo entre humanos e plantas é um atributo essencial deles em dimensão material. Quer dizer, as plantas tiveram agência para modificar o mundo da vida dos humanos e, por isso mesmo, foram modificadas suas naturezas biológicas por meio de ser domesticadas pelos humanos. Essa modificação mútua entre os atores reflete um aspecto do processo histórico da disseminação da ayahuasca por meio de um alcance amplo na formação do ambiente ecológico-humano na Amazônia.

A sinonímia entre a realização de vida religiosa dos ayahuasqueiros e a aquisição de base material, assim como chácara, agrofloresta ou casa de feitio, será mais clara na fase em que o dinamismo de "cisma" emerge. Esse dinamismo é assumido como um exemplo de ressurgimento do mesmo processo histórico de disseminação dela. Um caso que aconteceu entre daimistas do Mato Grosso, durante a permanência do autor, é um exemplo interessante para se pensar esses dinamismos. Em uma igreja na Baixada Cuiabana, dois grupos de cisma surgiram. (1) Um caso foi entre um grupo afiliado de uma instituição de outra região distante e fundava sua base novamente em seu lugar de residência. Nesse caso, não ocorreu nenhum conflito. (2) Outro foi causado entre mais um outro grupo pela discórdia contra liderança da igreja, derivada de contradição em orientação doutrinal. Sobre o último caso, os membros principais trouxeram seus próprios ingredientes por eles cultivados, executaram o feitio e começaram a realizar rituais em suas casas. Mas naturalmente, como suas práticas religiosas não sobrevivem sem abastecimento sustentável dos ingredientes, ao mesmo tempo que começaram a plantá-los em seus jardins, eles procuraram por uma aquisição de base que possibilitasse uma plantação maior. Em ambos os casos de (1) e (2), o lugar onde os ayahuasqueiros constroem suas sedes são invariavelmente chácaras que contam com um sistema agroflorestal de plantio e uma oficina destinada exclusivamente à manufatura da ayahuasca.

Para analisar o dinamismo de cisma, mais um motivo conceitual de "rede" é evocado agora: isto se derivou de biologia evolutiva como modelo taxonômico. Assim, o processo de "especiação" de fato não traça simplesmente linhagens de "divergência" como esquematizado em forma de "árvore", mas aparece mais próximo de "rede" como resultado de "conversão". Assim como comprovado por meio de análise do genoma, esse processo segue um curso mais complexo pelo frequente cruzamento interespécies ou intersubespécies. Então as linhagens que uma vez divergiram, podem convergir de novo, consequentemente a esquema aparecerá como uma forma de rede (cf. MINAKA; SUGIYAMA, 2012).

Da mesma maneira, o comportamento entre povo envolvido em processo de cisma não indicou a divergência unilateral, mas seguiu cursos complexos. Por exemplo, no caso (2), a maior parte dos adeptos que interromperam de algum modo sua relação com seus núcleos por conta do cisma, manteve relação ambígua entre sua igreja original e as pessoas nucleares de cisma profunda em relação ao Centro da Cultura Cósmica. Então a cisma significa crescimento de rede entre novos ayahuasqueiros. É significativo notar de novo que, por causa da unidade consecutiva entre humanos e plantas, esse dinamismo em dimensão humana simultaneamente reflete a dimensão das plantas. A distribuição de colheita aos outros grupos ou regiões inevitavelmente traz crescimento de diversidade varietal por meio da expressão nova de trato genético, sua seleção como variedade nova e cruzamento ou intercâmbio de variedades entre plantadores.

Mais um caso que exemplifica o relacionamento entre o povo e a ayahuasca em Mato Grosso, é considerado. Esse caso, que o autor ouviu de uma pessoa da UDV, relaciona-se com o povo indígena de Yudjá, habitantes do Parque Nacional do Xingu. Esse povo é conhecido como uma das etnias que compõem a "Nação Xingu", que se juntaram tardiamente no início do século 20. Isso aconteceu pela privação de suas terras originais no Médio Xingu, que era causada pelas atividades de migrantes seringueiros. Seria reconhecível, através de vestígios culturais, que tal povo tivera o hábito do consumo da ayahuasca, ao menos é o que se constataria em suas histórias folclóricas Depois da diáspora, o costume se perdeu por muito tempo pela falta dos ingredientes. Os adeptos da UDV implementaram um projeto de assistência técnica para a retração da ayahuasca entre eles pela aplicação de sistema agroflorestal equipado com sistema irrigatório que realiza cultivo das plantas sob ambiente climático do Alto Xingu.

Os dois modelos de "rede" são aqui aplicáveis a este caso. Por um lado, o primeiro modelo de TAR visualiza como o cultivo de plantas da ayahuasca é realizado e as práticas constelares híbridas de vários atores humanos e não humanos que foram mobilizados para expandir a interioridade da rede. Por outro, em referência com o segundo modelo da rede taxonômica, os adeptos que pertencem à geração sucessiva da nova religião fundada entre seringueiros, que herdou a técnica de ayahuasca do indígena, agora ins-truiu-se sobre técnicas mais modernas para o aproveitamento do material, enquanto os descendentes de outros indígenas perderam a ayahuasca por causa da pressão de migrantes seringueiros.

5 Conclusão

Por meio do estudo, os casos das novas práticas religiosas ayah-uasqueiras em Mato Grosso foram abordados. Esboçou-se um processo em que os sujeitos que alteram sua interioridade ao modo amazônico pelo contato com a ayahuasca recompõem sua exterioridade, com um foco especial em sua jardinagem. Por isso, explorou-se que a agência da ayahuasca que age no estado mental e corporal de ingestão pode alterar a dimensão ontológica da vida religiosa. Mais concretamente, essa agência foi observada em circunstância em que a procura de fé entre ayahuasqueiros é encarnada em criação de "jardim" onde *B. caapi* e *P. viridis* floresceram em estrutura multicamada.

O antropólogo Eduardo Brondizio indicou que o traço peculiar em dinamismo de mudança ambiental na Amazônia contemporânea é a "variabilidade intrarregional" que emerge como mosaico de micropaisagens: assim como terra indígena, reserva extrativista, assentamento agrário ou fazenda agropecuária etc. (BRONDÍZIO, 2006). Tal variabilidade é resultado da reflexão dos usuários heterogêneos do solo, cada um dos quais ocupa e utiliza alguma superfície de terra pela conexão com um conjunto específico de condições históricas, culturais ou administrativas que permite sua atividade. Essa conjunção dos elementos é equivalente com a concepção de "rede" no sentido de TAR discutida anteriormente. Deve ser enfatizado de novo que essa rede não se estende além do espaço exterior, embora tal espaço seja concebido vagamente como "natureza" em palavra comum. Mas a condição ecológica observada em cada micropaisagem tem sido formada por meio das práticas e técnicas para gerar uma rede híbrida de humanos e não humanos a fim de expandir sua interioridade.

Pelo ponto de vista histórico, os novos ayahuasqueiros foram criados indubitavelmente como um produto de mesma máquina de rede. O fator principal que realizava articulação entre os migrantes seringueiros e os curadores caboclos era o complexo tecnológico entre a indústria extrativista e a manufatura europeia, conectada com a infraestrutura ribeirinha. Depois disso, a distribuição das práticas religiosas ayahuasqueiras sempre tem acompanhado o processo para replicar a base material para obter as plantas de ingrediente em outras regiões. Nesse ponto, a "jardinagem amazônica" considerada no estudo, é um caso de dinamismo orientado ao aumento de variabilidade intrarregional pela criação de micropaisagem.

O peculiar relacionamento entre natureza e sociedade na Amazônia visualizaram o estado do "ser entre" do mundo em uma maneira diferente aos forasteiros da região, incluindo o autor. Isto é, as duas dimensões, que têm sido assumidas intrinsecamente separadas, criam uma nova conjunção, intervêm uma à outra e redefinem suas características mutuamente. Esse estado do ser aparece diante do observador na forma excêntrica de complexo entre humanos e não humanos.

Em termos mais concretos, essa peculiaridade, demonstrada nos exercícios da horticultura ameríndia e sua ramificação da jardinagem amazônica, mostra que a base própria que sustenta a exploração da espiritualidade interna é configurada na associação com materialidade externa. Em contrário, esse modo de conjunção entre duas bases parece como um "desvio" da visão religiosa no mundo "eurocêntrico", aí a dimensão externa suposta como natureza foi substituída completamente pelo meio antropogênico e a esfera de atividade religiosa foi institucionalizada sob organismo societal. A busca de espiritualidade deve ser exercida pelo pensamento ideal ou pelos menos pela interioridade de corpo humano, conceitualmente segregado de materialidade externa. Esse ponto de vista é obviamente refletido também na atitude do governo japonês ao regulamentar os "psicodélicos" (Ver seção 2).

No início do capítulo, um excerto de texto do Taussig foi citado, o que indica sobre a cosmologia ameríndia que considera a ayahuasca como "algo semelhante à origem de conhecimento e sua sociedade". Essa indicação resume o estado de permeabilidade mútua entre espiritualidade e materialidade na Amazônia, assim descrito por meio da análise presente. A ayahuasca é a substância material gerada da relação ecológica-humana na Amazônia em ponto que seus ingredientes são plantas domesticadas organizadas no sistema de horticultura tradicional. Simultaneamente, a ponto de ser a substância que possui a agência de alterar o sentimento e a percepção do humano, a ayahuasca capacita seu ingestor a transformar-se em um buscador do mundo espiritual. Este buscador envolve-se nas práticas, materiais e espirituais, necessárias para fundamentar seu modo de vida.

REFERÊNCIAS

BALÉE, William. Research program of historical ecology. **Annual Review of Anthropology**, v. 35, p. 75-98, 2006.

BOUSO, José Carlos *et al*. Personality, psychopathology, life attitudes and neuropsychological performance among ritual users of ayahuasca: a longitudinal study. **PLOS One**, v. 7, n. 8, p. 1-13, 2012.

BRONDÍZIO, Eduardo. Landscape of the past, footprints of the future: historical ecology and the study of contemporary land-use change in the Amazon. *In*: BALÉE, William; ERICKSON, Clark L. (ed.). **Time and complexity in historical ecology**: studies in the neotropical lowland. New York: Columbia University Press, 2006. p. 366-405.

CONAD – Conselho Nacional de Políticas sobre Drogas. **Resolução no 1**, de 25 de janeiro de 2010. Brasília: CONAD, 2010.

DESCOLA, Philippe. **In the society of nature**: a native ecology in Amazonia. Cambridge: Cambridge University Press, 1993.

GEERTZ, Clifford. **Agricultural involution**: the process of ecological change in Indonesia. Berkley: University of California Press, 1963.

GOW, Peter. The river people: shamanism and history in Western Amazon. In: THOMAS, Nicholas; HUMPHREY, Caroline (ed.). **Shamanism, history, and the state**. Ann Arbor: University of Michigan Press, 1994. p. 90-113.

HUSTON, Michael. **Biological diversity**: the coexistence of species on changing landscapes. Cambridge: Cambridge University Press, 1994.

KOHN, Eduardo. **How forests think**: toward an anthropology beyond the human. Berkley: University of California Press, 2013.

KŌSEIRŌDŌSHŌ (*Ministério de Saúde, Trabalho e Bem-Estar do Japão*). **Iyakuhin, iryōkikitō no hinshitsu, yūkōsei oyobi anzensei no kakuhotō ni kansuru hōritsu** (kyūshō: yakujihō): shiteiyakubutsu. (**Ato de garantir qualidade, eficácia e segurança de produtos incluídos farmacêuticas e dispositivos médicos** (o nome antigo : lei de assuntos farmacêuticos): drogas registradas), 2017

LABATE, Beatriz Caiuby; FEENEY, Kevin. Ayahuasca and the process of regulation in Brazil and internationally: implications and challenges. **International Journal of Drug Policy,** v. 23, p. 154-161, 2012.

LATOUR, Bruno. **Science in action**: how to follow scientists and engineers through society. Cambridge: Harvard University Press, 1987.

LUNA, Luis Eduardo. The concept of plants as teachers among four mestizo shamans of Iquitos, Northeastern Peru. **Journal of Ethnopharmacology**, v. 11, p. 135-156, 1984.

MCKENNA, Dennis J. *et al*. Monoamine oxidase inhibitors in South American hallucinogenic plants: tryptamine and β-carboline constituents of yyahuasca. **Journal of Ethnopharmacology**, v. 10, p. 195-223, 1984.

MINAKA, Hironobu; SUGIYAMA, Kunihiko. **Keitōju mandara**: chain, tree, network (Mandala de árvore taxonômica: cadeia, árvore e rede). Tokyo: NTT Shuppan, 2012.

NAKAMAKI, Hirochika. Hajime ni ekitai ariki: Brazil ni okeru genkaku shūkyō no sōseiki (Há o líquido no começo: a gênese das religiões alucinógenas no Brasil). In: NIKAMAKI, Hirochika (ed.). **Tōsui suru bunka**: Chūnambei no shūkyō to shakai (As culturas embriagadas: religião e sociedade na América Latina). Tokyo: Heibonsha, 1992. p. 18-49.

OGALDE, Juan P.; ARRIAZAR, Bernardo T.; SATO, Elia C. Identification of psychoactive alkaloids in ancient Andean human hair by gas chromatography/mass spectrometry. **Journal Archeological Science**, v. 36, p. 467-472, 2009.

RÄTSCH, Christian. **The encyclopedia of psychoactive plants**: ethnopharmacology and its applications. Rochester: Park Street Press, 2005.

REICHEL-DOLMATOFF, Gerardo. **Desana**: simbolismo de los Indios Tukano del Vaupés. Bogotá: Universidad de los Andes, 1968.

RICHARDS, Paul. **Indigenous agricultural revolution**: ecology and food crops in West Africa. London: Hutchinson, 1985.

RIVIER, Laurent; LINDGREN, Jan-Erik. "Ayahuasca," the South American hallucinogenic drink: an ethnobotanical and chemical investigation. **Economic Botany**, v. 26, n. 2, p. 101-129, 1972.

SCHULTES, Richard Evans; RAFFAUF, Robert F. **The healing forest**: medical and toxic plants of the Northwest Amazonia. Portland: Dioscoride Press, 1990.

SCHULTES, Richard Evans; HOFMANN, Albert; RÄTSCH, Christian. **Plants of the gods**: their sacred, healing and hallucinogenic powers (revised and expanded edition). Rochester: Healing Arts Press, 1992.

SCOTT, James C. **Seeing like a state**: how certain schemes to improve the human condition have failed. New Haven Yale: University Press, 1998.

TAUSSIG, Michael. **Colonialism, shamanism, and the wild man**: a study in terror and healing. Chicago: Chicago University Press, 1987.

TURNER, Victor. **The ritual process**: structure and anti-structure. Chicago: Aldine Publishing Company, 1969.

WHITNEY, Bronwen S. *et al.* Pre-Columbian raised-field agriculture and land use in the Bolivian Amazon. **The Holocene**, v. 24, n. 2, p. 231-241, 2014.

YOUNG, Allan. The anthropologies of illness and sickness. **Annual Review of Anthropology**, v. 11, p. 257-285, 1982.

CAPÍTULO 4

ATOS DE FALA E ASPECTOS COMUNICACIONAIS NA LITURGIA DO SANTO DAIME: SENTIDO E PRESENÇA

Henrique de Oliveira Lee, Dolores Aparecida Garcia,
Geraldo Caffaro e Natanael Alexandre Naramoto Palazin

1 INTRODUÇÃO

Santo Daime é uma religião sincrética originada na floresta tropical brasileira. A sua institucionalização enquanto religião ocorreu durante a década de 1930, como é bem documentado em diversas pesquisas históricas (MOREIRA; MACRAE, 2011). O seu ritual é baseado no uso sacramentário de um preparado enteogênico que tem sido genericamente designado por "ayahuasca", que é o seu nome na língua Quéchua. É sabido que esse enteógeno também é consumido por diversos povos indígenas, principalmente na região oeste da floresta tropical Amazônica, recebendo entre esses povos seus respectivos nomes próprios, suas funções simbólicas e culturais específicas (REICHEL-DOLMATOFF, 1975). Poderíamos dizer que há um longo percurso de traduções culturais — marcado pela inflexão das relações de poder dentro do contexto colonial — desde as práticas indígenas e o uso xamânico até o processo mais recente de institucionalização das religiões brasileiras que se estruturaram com base no uso ritualístico da substância enteógena.

O movimento religioso a que hoje chamamos "Santo Daime" se originou por um acontecimento de tradução cultural. A ayahuasca foi apresentada por peruanos mestiços a um homem afro-brasileiro (MACRAE, 2000). A partir desse encontro é colocado em marcha um processo de tradução cultural de práticas com a ayahuasca. O "Daime" resultou da criação e/ou seleção de símbolos já presentes em outras matrizes culturais, narrativas, liturgias e rituais para a sua consagração. O deslocamento das práticas com esse enteógeno do contexto xamânico nas comunidades indígenas Colombianas e Peruanas, até a sua recontextualização entre caboclos seringueiros brasileiros, em sua maioria cristãos, provocou um complexo e intenso processo de traduções mútuas e sincretização de símbolos, narrativas e práticas do cristianismo popular, culturas indígenas pan-amazônicas e seu Panteão xamânico, bem como as práticas mediúnicas e politeístas de religiões afro-brasileiras (MACRAE, 2000).

"Daime" é um nome que designa a cocção utilizada como sacramento. O nome em si já testemunha um processo tradutório que transforma em substantivo a forma verbal utilizada para enunciar uma súplica. "Dai-me força e dai-me amor" é uma das súplicas mais recorrentes dentro do conjunto de textos litúrgicos do ritual.

Por conta dos processos ainda em andamento de tradução e sincretismo, o Santo Daime pode ser mais acuradamente descrito como um "movimento religioso", tal como sugerido pelo antropólogo argentino Nestor Perlonhgher, em forma análoga ao conceito sociológico de "movimentos sociais" (PERLONGHER, 1990). Esse movimento religioso não está se movendo apenas por meio de vários códigos religiosos e culturais existentes no Brasil, mas também se move geograficamente conforme vai se difundindo pelo hemisfério Norte em países tais como Estados Unidos, Canadá e a maioria dos países da Europa Ocidental, também em alguns lugares da Ásia (ASSIS, 2017). Na maioria desses países, as comunidades Santo Daime realizam seus rituais denominados "trabalhos" (literalmente sessões de trabalho) operando intensa hibridização com símbolos locais e outros códigos religiosos. De acordo com Assis, Labate e Cavnar, esse processo de tradução/hibridização se concretiza nos hinários (que são o conjunto de músicas performadas nos rituais, nós iremos considerar para os nossos propósitos como parte de um conjunto maior de contexto linguístico que nós chamaremos liturgia). Como eles exemplificam essa hibridização em seu artigo: "[...] no Havaí a Deusa dos Vulcões, Pele, é adorada. Na Alemanha ou na Irlanda há hinos recebidos com seres das mitologias Nórdica e Celta. Nos Estados Unidos e no Canadá, as referências aos nativos Americanos são comuns" (ASSIS; LABATE; CAVNAR, 2017, p. 176).

Alex Polari, escritor e uma das mais significantes lideranças do Santo Daime, explica essa hibridização partindo do que ele considera serem as três maiores fontes de onde o Santo Daime extraiu códigos e outros elementos ritualísticos: a cultura Oriental com as suas técnicas de meditação para alcançar o autodesapego, a tradição esotérica da doutrina Cristã e os ritos sacramentários do Novo Mundo do reino vegetal (POLARI, 1989).

Como outras religiões ayahuasqueiras brasileiras (GOULART, 2019), as práticas do Santo Daime também são baseadas no consumo de uma substância psicoativa. Esse fato implicou diversas discussões jurídicas ao redor do mundo sobre o direito dos praticantes religiosos realizarem seus rituais em contextos sócio-culturais distintos dos quais a religião se originou. Há várias lutas judiciais em andamento para a regulamentação da ayahuasca ao redor do mundo (LABATE; FEENEY, 2011). Grande parte das legislações ao redor do mundo ainda considera a molécula DMT como uma substância proibida. As questões de legislação afetam as abordagens religiosas e científicas da ayahuasca. Não obstante, muitas pesquisas vêm sendo feitas nas últimas três décadas tendo a ayahuasca como um objeto de sua investigação. Se tomarmos como referência o relatório técnico sobre a ayahuasca que o Centro Internacional de Pesquisa e Serviço Etnobotânico (ICEERS, 2013) apresentou à conferência Mundo Ayahuasca da Unesco, veremos que uma parte muito significativa dos estudos em ayahuasca, além de concluir que a ingestão da ayahuasca é relativamente segura, também alega que ela pode produzir efeitos benéficos.

Uma significativa parte desses estudos focou na ayahuasca como uma substância descrita objetivamente a partir de suas características farmacológicas, e seu desenho metodológico acarreta certa redução de aspectos complexos da experiência com a substância, tais como aspectos subjetivos, sociais e culturais. A produção do conhecimento farmacológico sobre a ayahuasca encorajou algumas tentativas de usar ayahuasca com finalidades terapêuticas (MERCANTE, 2013) baseadas nessa mesma suposição do senso comum e de conhecimento tácito sobre a possibilidade de uma descrição objetiva da substância. O que sintetiza esse conhecimento tácito é a ideia de que a ayahuasca é uma substância — a ser provada como benéfica ou tóxica — que pode ser inteiramente descrita objetivamente por interações fisiológicas (MENEGUETTI; MENEGUETTI, 2014).

A esse respeito, o filósofo Francês Jacques Derrida nos adverte sobre as consequências de tal tentativa de dar uma descrição objetiva da droga, deixando de lado a sua dimensão como um objeto limitado cultural e moralmente.

> Não há uma definição objetiva, científica, física (fisicalista), naturalista (ou se essa definição pode ser naturalista, nós entendemos para isso uma tentativa de naturalizar essa mesma coisa que escapa de todas as definições de natureza, realidade natural) para a droga. Nós podemos tentar definir a natureza de uma substância tóxica, mas nem todas as subs-

> tâncias tóxicas são drogas e não são consideradas como tal nos outros lugares. Nós devemos concluir que o conceito de droga é um conceito não-científico instituído por avaliações morais e políticas que traz em si mesma a norma ou a interdição. (DERRIDA, 1992, p. 242, tradução nossa).

Como poderíamos abordar uma substância enteógena sem desconsiderar a dimensão moral e política implicada no seu uso? Seriam necessários questionamentos acerca das características que definiriam o contexto para a eficácia simbólica de um ritual (LÉVI-STRAUSS, 1975), compreender o que asseguraria que o uso de uma determinada substância psicoativa se constituiria como uma atividade sacramentária coletiva e integracional e não uma experiênca narcisista e individualista dos efeitos psicológicos de uma determinada substância. Isso não impede, certamente, a possibilidade de descrever efeitos da substância de uma perspectiva neurocientífica e farmacológica, a qual se mostrou crucial em controvérsias jurídicas. Apesar de considerarmos o importante papel de pesquisas farmacológicas e neuro-fisiológicas, qualquer avaliação das implicações do uso de uma substância enteógena não poderiam ser consideradas completas sem incluir uma análise dos aspectos sócio-simbólicos envolvidos na experiência. Portanto, o objetivo deste artigo é iniciar um programa de investigação desses aspectos socio-simbólicos presentes na liturgia dos rituais com a ayahuasca partindo de um exame dos atos de fala e dos efeitos pragmáticos que eles engendram.

2 Experiência religiosa e coletiva: tornando-se grupo por meio de um ato de fala

Um fator decisivo para a eficácia simbólica, no caso dos rituais de Santo Daime, para que uma experiência coletiva possa de fato se instaurar, está ligado ao estabelecimento do grupo, tal como definido pelo filósofo Jean Paul Sartre, que opõe o grupo àquilo que ele define como um estado de serialidade. De acordo com a definição de Sartre, não pode haver um grupo se não houver uma práxis sendo desenvolvida coletivamente. As pessoas conseguem superar seu estado de serialidade e se tornarem um grupo quando se permitem serem organizadas por uma práxis comum (SARTRE, 1960). Ademais, de acordo com Sartre, um grupo para que possa perdurar deve se proteger contra as forças inerciais da serialidade por meio de um juramento. A permanência ou a dissolução de um grupo pode ser condicionada pela "felicidade" ou "infelicidade" desse juramento enquanto um ato de fala.

A formação desse estado de "grupo", da constituição de um coletivo, parece ser um ponto-chave para se diferenciar o consumo de substâncias enteógenas do uso de substâncias fora do contexto ritual. O antropólogo argentino Nestor Perlongher (1990) argumenta, nesse sentido, que uma diferença crucial entre o uso de substâncias psicoativas ilegais no contexto capitalista de sociedades ocidentais e o uso sacramental de substâncias enteógenas está relacionado com os tipos de laços sociais implicados em cada contexto. O uso ilegal em um contexto capitalista altamente urbanizado tende a ser uma experiência narcisista e autocentrada, altamente circundada por riscos atrelados essencialmente ao próprio estado de ilegalidade do ato. Enquanto o uso sacramental pressupõe um estado de comunhão no qual um êxtase coletivo pode ocorrer, diminuindo assim as chances de permanência no estado de uma individualidade serializada e narcísica. Há dentro do vocabulário litúrgico do Santo Daime um conceito para essa experiência de grupo, que é a noção de "corrente" que será abordada mais adiante.

Em suma, a nossa hipótese para a leitura da liturgia do Santo Daime (a qual é basicamente considerada aqui como o contexto simbólico e linguístico com implicações morais, estéticas e religiosas) é baseada na ideia de eficácia simbólica — identificada por Levi-Strauss como o fator operante nas curas do xamã, assim como na cura do psicanalista. A eficácia simbólica não pode ser avaliada por meio de um sistema binário do tipo verdadeiro ou falso, ou como diria Bruno Latour, uma comunicação "duplo-clique". No entanto, a eficácia simbólica poderia ser abordada por intermédio de uma análise das condições de felicidade ou infelicidade (LATOUR, 2005). Desse modo, nosso objetivo é investigar as condições de felicidade desse tipo especial de ato de fala que é constituído por meio da liturgia.

Tomaremos aqui a teoria dos atos de fala de J. Austin como referência fundamental desta investigação e desde já confessamos a nossa dívida para com as interpretações e deslocamentos da maquinaria conceitual de J. Austin que são realizadas pelo teórico da literatura Hillis Miller, bem como com a proposta de aplicação da teoria dos atos de fala realizada pelo antropólogo Bruno Latour para investigar e analisar as condições de felicidade no discurso religioso.

3 A liturgia como um artefato: o espiral recursivo

O antropólogo americano Clifford Geertz tem uma definição dos artefatos culturais, sinaliza e enfatiza as relações recursivas, de feedback, entre agentes humanos e artefatos.

> Entre o padrão cultural, o corpo e o cérebro, foi criado um sistema de feedback positivo em que cada um moldou o progresso do outro, um sistema no qual a interação entre o crescente uso de ferramentas, a mudança da anatomia da mão, e a representação em expansão do polegar no córtex é apenas um dos exemplos mais gráficos. Ao submeter-se à governança por meio de programas simbolicamente mediados para produzir artefatos, organizar a vida social ou expressar emoções, o homem determinou, ainda que inconscientemente, os estágios culminantes de seu próprio destino biológico. Literalmente, embora inadvertidamente, ele criou a si mesmo. (GEERTZ, 1973, p. 48).

Geertz destaca a existência de um sistema de feedback positivo generalizado, no qual nossa cognição é afetada e deslocada pelos artefatos e como esse deslocamento pode determinar a contínua produção de novos artefatos. Se considerarmos, assim como Geertz, todo o meio simbólico e semiótico como artefato, podemos vislumbrar como é difícil, em termos práticos, separar o artefato de seu usuário. Esse problema nos levará a considerar as relações entre o Daime, os artefatos culturais simbólicos, isto é, a liturgia do Santo Daime e os sujeitos envolvidos, em termos de um sistema de feedback e relações recursivas.

Os rituais do Santo Daime criam um sistema de relações de condicionamento mútuo entre os sujeitos, a liturgia e o Daime. Esse sistema poderia ser descrito pela perspectiva de cada um desses três agentes. Nesse caso, teríamos os seguintes conjuntos de relações:

1. Da perspectiva da substância rebatizada de "Daime", como um agente que age sobre os sujeitos humanos. De acordo com os registros historiográficos, o Santo Daime originou-se da experiência de uma revelação recebida por Raimundo Irineu Serra, que desencadeou a criação de artefatos culturais, que são as formas rituais e a liturgia que se estabeleceu por meio dos hinos, músicas e palavras durante o ritual. Toda a liturgia constitui um imenso artefato que constrói o contexto simbólico e linguístico da experiência com essa substância ou agente, que esse mesmo texto litúrgico define como "Daime". No entanto, seria importante atentar para o fato de que no texto litúrgico, o "Daime" não significa simplesmente uma bebida, mas um "ser divino que veio aqui para te curar"[46], ou

---

[46] Cf Hino *Eu venho da Floresta*, de Padrinho Sebastião.

uma planta mestra, "o professor dos professores"[47]. O Daime nesse contexto já não é mera substância, mas também uma constelação de signos, um emaranhado semiótico. A criação da liturgia, a partir desse gesto originário de Raimundo Irineu Serra, instaura-se como um processo contínuo, visto que os sujeitos humanos adeptos da religião constantemente "recebem"[48] novos hinos e canções que são parte da liturgia. Todas as canções canalizadas não são consideradas um produto autoral, mas uma mensagem do Daime apenas canalizada por seus devotos.

2. Os sujeitos enquanto agentes que, sob a influência das plantas -ou melhor, em comunhão com elas, elaboram artefatos simbólicos que, por sua vez, são utilizados para criar contextos para a experiência de outros sujeitos. Esse processo de criação de novas formas simbólicas não é fechado e acabado, pois a continuidade da história dessa religião em movimento se dá tanto com a conservação e repetição de alguns aspectos litúrgicos, quanto com a criação de novos artefatos simbólicos, como a concretização de uma negociação entre muitos outros códigos religiosos e culturais. Virtualmente, todo praticante experiente pode canalizar um hino, então todo sujeito pode potencialmente criar artefatos simbólicos para serem utilizados como contexto linguístico para o ritual.

3. A liturgia, enquanto artefato simbólico, pode ser pensada na perspectiva de um agente, que constitui um contexto narrativo que realiza a mediação para o encontro entre os outros os diversos agentes, a mediação simbólica entre os sujeitos e o "Daime", bem como a mediação entre cada um dos sujeitos presentes no ritual, expressa nos hinos pela imagem da "corrente".

Tendo em mente a ideia de abordar a liturgia como um artefato cultural, gostaríamos de indicar as relações recursivas e circulares presentes na função conversacional da liturgia. A hipótese que sustentaremos é que algum tipo de circularidade ou feedback ocasionado pela liturgia é crucial para a "felicidade dos atos de fala" (no sentido atribuído por J. Austin) do ritual. Por liturgia, estamos nos referindo a todas as palavras, faladas ou cantadas, e manipulação de sinais que ocorrem durante o ritual. No caso

---

[47] Cf. Hino *O daime é o daime*, de Padrinho Alfredo.

[48] De acordo com o vocabulário daimista, os hinos são canções reveladas pela miração, não sendo entendidas da mesma forma que um processo de composição musical. Para mais detalhamento nesse assunto, indico: REHEN, L. "Receber não é compor": música e emoção na religião do Santo Daime. **Artigos. Relig. soc.**, v. 27 n. 2, dez. 2007.

dos rituais do Santo Daime, temos as orações iniciais e finais, os anúncios solenes de abertura e encerramento do ritual, uma grande quantidade de hinos que poderiam ser classificados em uma topologia quanto aos diferentes papéis que eles desempenham no ritual.

Mas nossa análise ainda ficaria incompleta se não considerássemos outro elemento com função litúrgica no ritual do Santo Daime: o silêncio. O silêncio desempenha, como parte da liturgia, a função significativa de direcionar a atenção a determinados elementos, sinais ou a dimensões internas e subjetivas do ritual.

Seguindo o caminho de outros pesquisadores que investigaram o funcionamento da linguagem em rituais, encontramos na estrutura apresentada pela professora Naomi Janowitz, uma definição que nos possibilita abordar os atos de fala presentes na liturgia.

> A liturgia é um exemplo convincente da multifuncionalidade da linguagem, porque as palavras são ditas para trazer resultados concretos. Ou seja, participar da liturgia é um modo direto de ação social (bênção, casamento, etc.).[...] As fórmulas litúrgicas são altamente contextualizadoras, por exemplo, invocando a presença de uma divindade ou transformando um lugar de profano a sagrado. (JANOWITZ, 2014, p. 20).

Dentre o amplo campo da multifuncionalidade, gostaríamos de enfocar o aspecto da eficácia simbólica na produção de transformações subjetivas. Outro modo de formular nossa hipótese é que a eficácia simbólica da liturgia do ritual do Santo Daime está condicionada às maneiras pelas quais os atos de fala podem ser bem-sucedidos na construção de um contexto para o desdobramento de curas espirituais e experiências místicas.

Na próxima sessão, vamos circunscrever brevemente como a confusão e a zona de indecidibilidade, mais do que a distinção clara, entre enunciados constativos e performativos, podem nos fornecer um quadro para tornar inteligíveis alguns aspectos do funcionamento da linguagem do texto litúrgico do ritual do Santo Daime.

4 O lamaçal nas fronteiras entre os enunciados constativos e performativos

A teoria dos atos de fala de John Austin foi delineada numa série de conferências em Cambridge, depois foi publicada como um livro intitulado

How to do things with words (1962), e é uma ferramenta fundamental para entender duas funções da liturgia do Santo Daime, que são a produção de referencialidade e a criação de contexto para a experiência mística coletiva.

Como sabemos, o ponto de partida de Austin (1962) é sua tentativa de isolar o enunciado constativo dos performativos, caracterizando este último como:

> (a) eles não 'descrevem' ou 'relatam' ou constatam nada, não são 'verdadeiros ou falsos'; e
>
> b) A enunciação da sentença é, ou faz parte, da realização de uma ação, que, novamente, não seria normalmente descrita como dizer algo.

Austin também sugere outras terminologias que poderiam abranger âmbitos mais amplos ou mais estritos do enunciado performativo, como o enunciado declarativo (ex.: Eu batizo!) ou enunciado contratual (ex.: Eu aposto). Poderíamos dizer que os enunciados performativos, como o próprio nome diz, realizam uma ação no ato mesmo de proferir as palavras. Os exemplos de Austin são a enunciação de uma promessa, uma aposta, o batismo de um navio ou um ritual de casamento. O performativo traz algo relativamente original para uma comunicação, pois não é um transporte de uma representação, mas uma comunicação que engendra um movimento original, uma operação de transformação do aqui-e-agora dos participantes de uma determinada comunicação, com efeitos mais ou menos duradouros sobre eles (por exemplo, no caso da aposta e do casamento). Diferentemente do enunciado constativo clássico — que são comumente concebidos como descrições que podem ser classificadas como verdadeiras ou falsas no que concerne um determinado referente ou estado de coisas —, o referente em jogo em um enunciado performativo não está fora dele ou o precede. Em outras palavras, o enunciado performativo não descreve algo que supostamente existe fora ou antes da linguagem. O enunciado performativo transforma, por certo uso da linguagem, as situações em que os interlocutores estão envolvidos, acarretando implicações pragmáticas.

Tal categoria, o performativo, revela sua utilidade na análise da liturgia que pretendemos empreender, pois os referentes produzidos pelo texto litúrgico não são plenamente compreendidos por meio de um regime constatativo de análise. Assim, as consequências pragmáticas trazidas ao ritual pelos atos de fala presentes na liturgia são efeitos das condições de felicidade ou infelicidade do caráter performativo desses atos.

Portanto, se o enunciado performativo não é verificável em termos de verdadeiro ou falso, ainda assim, Austin propõe que o grau de persuasão desses enunciados possa ser descrito a partir de certas condições de "felicidade".

> (A. I) Deve existir um procedimento convencionalmente aceito tendo um certo efeito convencional, esse procedimento deve incluir a enunciação de certas palavras por certas pessoas em certas circunstâncias, e ainda,

> (A. 2) As pessoas e circunstâncias particulares em um determinado caso devem ser apropriadas para a invocação do procedimento particular invocado.

> (B. I) O procedimento deve ser executado por todos os participantes corretamente e

> (B. 2) completamente.

> (r = I) Quando, como muitas vezes, o procedimento é projetado para uso por pessoas que têm certos pensamentos ou sentimentos, ou para a inauguração de certa conduta consequente por parte de qualquer participante, então uma pessoa que participa e assim invoca o procedimento deve de fato ter esses pensamentos ou sentimentos, e os participantes devem ter a intenção de conduzir-se e, além disso

> (r. 2) devem realmente conduzir-se posteriormente de acordo. (AUSTIN, 1962, p. 14-15).

Não seria exagero traçar paralelos entre os enunciados performativos e o "juramento" tal como ele deve ocorrer para formação do grupo concebido por Sartre. Também é fundamental observar que as condições de "felicidade" do performativo, tal como descritas nessa citação de Austin, estabelecem uma espécie de circularidade, uma relação de retroalimentação positiva. Pois se observamos atentamente, veremos que a primeira e a última condições estão mutuamente implicadas. A primeira condição de felicidade evoca a existência de determinados "procedimentos convencionalmente aceitos", mas para que algo ganhe o status de "procedimento convencionalmente aceito" ele deve passar por um processo histórico de consolidação que depende diretamente de quão bem-sucedido ele poderia fazer os participantes, em situações passadas, "se conduzirem posteriormente de acordo" em relação ao que foi enunciado. Essa circularidade pode ser pensada como uma relação de retroalimentação/recursividade tautológica, quanto mais um ato de fala foi feliz no passado, maiores as chances de que ele passe a ser considerado uma convenção, sendo ele convencionalmente aceito, maiores as chances desse ato de fala produzir transformações pragmáticas entre os participantes de uma determinada comunicação.

Permanecendo nessa circularidade podemos entender por que a confusão entre performativo e constativo se mostra mais frutífera para a análise da liturgia do que uma distinção nítida entre essas duas categorias de enunciados. Em uma leitura muito aguda da teoria do ato de fala de Austin, Hillis Miller concentra sua leitura no aparente fracasso da tentativa constante de criação de uma nova terminologia por Austin que seja eficiente para distinguir os enunciados performativos dos constativos (MILLER, 2001). Mas, como vemos, ele não está focado no resultado final estático do empreendimento filosófico de Austin, Miller está muito mais interessado no processo de (des)construção que Austin desdobra para o desenvolvimento de seu argumento filosófico. Então Miller lê Austin em uma chave desconstrutiva, alegando que o texto de Austin nos demonstra "como atolar no lamaçal, por estágios lógicos":

> A segunda forma de atolamento de Austin talvez seja ainda mais desastrosa para seu projeto inicial. Desta forma, torna-se cada vez mais evidente que é impossível dizer com certeza que se tem em mãos um performativo puro. Todas as declarações constatativas são pelo menos um pouco performativas e vice-versa. Austin diz que em um determinado ponto que "uma crença na dicotomia de performativos e constatativos tem que ser abandonada em favor de famílias mais gerais de atos de fala relacionados e sobrepostos" (HT, 50). Esse cruzamento ou contaminação cruzada é talvez a principal e mais valiosa descoberta de *"Como fazer coisas com palavras"*, embora certamente não ajude a cumprir a promessa feita na segunda palestra de distinguir claramente entre constativo e performativo (MILLER, 2001, p. 15).

O favorecimento de famílias mais gerais de atos de fala e a contaminação cruzada entre constativo e performativo destacado por Miller amplia nosso campo de análise da liturgia[49]. Considerando que todo performativo é um pouco constativo e todo constativo um pouco performativo, força-nos a voltar nossa atenção para os diversos modos de uso dessa família ampliada de atos de fala na liturgia. Sobretudo, os processos de significação da liturgia

---

49   Essa discussão foi por nós desenvolvida alhures: LEE, Henrique. O espaço autobiográfico e a produção de referentes: uma hipótese sobre a natureza performativa do pacto referencial. In: ARAÚJO, Nabil. Imagens em discurso efeitos de real, efeitos de verdade. Belo Horizonte: Editora FALE/UFMG, 2019. pp. 97-112.

advém da relação com o contexto em que são empregadas, de outro modo também dito pelo filósofo Ludwig Wittgenstein, "pode-se para um grande número de classes de casos de utilização da palavra "significação"- se não para todos os casos de sua utilização -, explicá-la assim: a significação de uma palavra é seu uso na linguagem" (WITTGENSTEIN, 1984, p. 28). Assim, podemos compreender a dimensão performativa da liturgia operando de forma mais difusa e não apenas em locuções como "eu prometo".

Hillis Miller chama nossa atenção para a seguinte passagem em *How to do things with words* de Austin:

> O que resta, afinal, da distinção entre o enunciado performativo e constativo? Realmente podemos dizer que o que tínhamos em mente aqui era o seguinte:
>
> a) Com o enunciado constativo, abstraímos os aspectos ilocucionários (sem mencionar os perlocucionários) do ato de fala e nos concentramos no locucionário: além disso, usamos uma noção super simplificada (e distorcida) de correspondência com os fatos simplificados porque essencialmente focamos o aspecto ilocucionário. Visamos o ideal do que seria correto dizer em todas as circunstâncias, para qualquer propósito, para qualquer público, etc. Talvez isso, às vezes, seja percebido.
>
> b) Com o enunciado performativo, atendemos ao máximo possível à força ilocutória do enunciado e abstraímos da dimensão da correspondência com os fatos. (AUSTIN, 1962 *apud* MILLER, 2001, p. 17, tradução nossa).

Essa mudança de foco e atenção — pela qual, às vezes, abstraímos dos aspectos ilocucionários dos enunciados constativos, em outras, abstraímos da dimensão da correspondência nos enunciados performativos — é crucial para a eficácia simbólica. É por meio dessa sutil mudança de foco que a liturgia pode se apresentar com efeitos constativos, como produção de referencialidade, embora por meio de um tipo de comunicação aparentemente considerada performativa numa primeira análise. No texto litúrgico dos rituais do Santo Daime, como também em outros tipos de rituais, há uma constante mudança de atenção do enunciado para o ato da enunciação e seu aqui-e-agora. Essa janela particular para a percepção do tempo, que equaciona o aqui-e-agora com um fractal da eternidade, cria um espaço indeterminado e fluido no qual as dimensões performativa e constativa se tornam intercambiáveis. E também, poderíamos dizer, talvez já no campo da pura especulação, que esse rápido deslocamento da atenção e essa percepção particular do tempo é potencializada e ocasionada pelos efeitos pela substância tal como descritos por uma perspectiva neurocientífica (DOMINGUEZ-CLAVÉ *et al.*, 2016).

Gostaria de continuar lendo e destacar apenas mais uma frase do texto de J. Austin depois que Millers interrompeu sua citação. "Talvez nenhuma dessas abstrações seja tão conveniente: talvez não tenhamos aqui realmente dois pólos, mas sim um desenvolvimento histórico" (AUSTIN, 1962, p. 145).

O desenvolvimento histórico a que se refere Austin poderia ser entendido, pelo menos, de duas maneiras: 1) o processo histórico por meio do qual um conjunto de enunciados se torna convencionalmente aceito como enunciados constativos, isso seria uma espécie de performativo plenamente eficaz. Diríamos em síntese que os mais felizes entre os enunciados performativos são aqueles que conseguem atingir o estatuto de serem tacitamente aceitos como constativos. Os enunciados aceitos convencionalmente como constativos são tão convincentes que recalcamos a sua dimensão performativa. Como poderíamos nos referir a seres espirituais que não são diretamente acessíveis à percepção, se não for por meio dessa justaposição entre performativo e constativo? 2) O processo histórico no qual as primeiras condições de felicidade de um performativo são estabelecidas seria descrito como um processo histórico que transforma um enunciado em um "procedimento convencionalmente aceito". A invocação de uma divindade ou ser dentro de um ritual por meio da liturgia, faz com que o enunciado da invocação deixe de ser percebido como performativo para ganhar status constativo, é o enunciado de constatação de uma presença que passa a guiar a experiência religiosa no momento da invocação.

5 Os Hinos na Liturgia do Santo Daime

Já existe um número significativo de trabalhos que abordam e discutem os hinos e a experiência musical nos rituais do Santo Daime. A primeira e mais completa, a nosso ver, seria a tese de doutorado em Sociologia "Santo Daime é o professor dos professores: a transmissão do conhecimento através dos hinos", do pesquisador brasileiro José Erivan, que possui uma abordagem historiográfica abrangente e muito útil para a compreensão dos hinos como forma de transmissão de conhecimento por meio do conceito de memória social de Maurice Halbwachs e da abordagem performativa de Paul Zumthor.

A música é um dos elementos essenciais na liturgia do Santo Daime. Uma proposta de descrição da liturgia do Santo Daime pode ser constituída a partir da descrição dos seguintes elementos: 1) as orações; 2) anúncios solenes de abertura e encerramento dos rituais; 3) a consagração do aposento, que é uma fórmula que opera com a transformação do espaço do ritual em espaço sagrado; 4) o Decreto do Mestre, que é um documento que contém as regras para convivência e aquilo que se considera como direções de autoaperfeiçoamento a serem alcançadas pela comunidade do Santo Daime; 5) o "Vivas", que é um elogio festivo às entidades espirituais que orientam o trabalho, bem como santos cuja a data se comemora no presente ritual, mas também pode evocar pessoas, vivas ou mortas, ou comunidades; 6) os hinos, que poderiam ser classificados de acordo com sua função no ritual. Nesse sentido haveria: a) Hinos de despacho: hinos que são executados simultaneamente ao ato de distribuição do daime durante o ritual; b) Hinos de cura: hinos cujo tema principal são súplicas e pedidos de curas a Deus ou outras entidades divinas, mas também podem ser hinos que contêm a narrativa de uma cura alcançada; c) hinos para invocar certos seres divinos que se somam aos relacionados a datas especiais como Natal, Ano Novo, Páscoa, ou podem ser evocativos de santos, anjos ou seres divinos relacionados a essas datas especiais como São João, São Miguel e Yemanjá.

A lista de elementos litúrgicos no ritual do Santo Daime não estaria completa se não acrescentássemos o silêncio. Uma descrição precisa dos rituais de cura do Santo Daime seria dizer que eles consistem de momentos de canto de hinos entrelaçados com intervalos silenciosos dedicados à meditação, ou no vocabulário daimista, à concentração. Portanto, devemos considerar a liturgia como a totalidade dos enunciados em rituais cantados ou falados, juntamente com sua contraproposição dialética, o silêncio, que é evocado nos próprios hinos.

Naomi Janowitz considera que "a liturgia é um tipo especial de conversação, palavras ora são dirigidas aos deuses e ora falam sobre eles. Essas conversas são parte de performances complexas que combinam palavras com o uso de diversos tipos de objetos" (JANOWITZ, 2014, p. 16). No que se refere ao aspecto conversacional do ritual do Santo Daime, há um fato fundamental no ritual que deve ser abordado, que é a "corrente", uma cadeia formada não apenas por cada indivíduo humano presente no ritual, mas também pelas almas e pelas falanges espirituais que são convocadas a participar do ato coletivo do ritual. Segundo a cosmologia do Santo Daime, os hinos criam a "corrente". De fato, há um hino do Padrinho Sebastião[50] que afirma que os hinos são a própria corrente. Os hinos constituem um artefato comunicacional que criam conexões necessárias para que os indivíduos atuem em grupo — no sentido sartreano do termo — durante o ritual. Os hinos conectam os indivíduos seja fisicamente - por meio do ritmo da música e dos movimentos da dança coletiva, o bailado - seja espiritualmente, cognitivamente e afetivamente - por meio das imagens, mensagens e emoções provocadas por cada um deles.

Embora os hinos também ofereçam a possibilidade de todo o tipo de interpretações individuais, existem alguns elementos importantes para o processo coletivo de criação de contexto que é transmitido por intermédio dos hinos, incluindo o "juramento" por meio do qual os indivíduos se tornam o grupo, em sentido sartreano. A "corrente", se performativamente estabelecida com sucesso, acarreta consequências práticas palpáveis, proporciona um espaço para uma experiência de dissolução da perspectiva egocêntrica de cada indivíduo em favor de um senso de autonarração e autoentendimento por meio do coletivo. Por exemplo, para a cosmologia daimista é um fato comum que quando um indivíduo está fazendo uma "limpeza", esse indivíduo pode estar limpando toda a "corrente" e não apenas a si mesmo.

6 O Hino que constrói a pessoa do seu receptor

Os hinos instituem a "corrente" a partir da criação de um foco coletivo de atenção proporcionado pelo simples ato de cantar em uníssono. Esse foco de atenção é direcionado para o aqui-e-agora do ritual reunindo as pessoas em uma conversa que fala aos seres divinos, fala deles ou encena um diálogo entre o humano e as divindades. Os hinos estabelecem uma estrutura comunicativa que se assemelha à estrutura do coro na antiga Tragédia ateniense, em que não há distinção taxativa entre espectador e atores e estão todos do coro alguma forma implicados, corporal e empiricamente, no drama vivido na tragédia (NIETZSCHE, 1967).

Se o ato de cantar converte o sujeito que canta no emissor de uma mensagem, e simultaneamente, esse mesmo sujeito que canta também pode ser o destinatário dessa mesma mensagem, no ato de escutar que está sendo cantado, tal simultaneidade abre espaço para lugares intercambiáveis em que os "shifters" operam em duplicidade.

---

[50] Hino 25: *No três eu te procurei*, do Hinário Justiceiro do Padrinho Sebastião.

Roman Jakobson, apoiado nos estudos de outros linguistas como Arthur Burk, define os shifters como elementos gramaticais pertencentes à classe dos "símbolos indexicais". Segundo Jakobson, os símbolos indexicais combinam simultaneamente a condição de símbolo e índice, dentro da classificação peirciana do signo. Enquanto o símbolo liga o representante ao seu representado por leis convencionais, o índice encontra-se numa relação existencial com o objeto que representa (exemplo, quando a fumaça representa o fogo, ou uma pegada na areia um caminhante), os símbolos indexicais. Para exemplificar essa duplicidade dos símbolos indexicais, Jakobson recorre ao exemplo de Burk.

> *Eu* significa a pessoa que enuncia *eu*. Assim, por um lado, o signo Eu não pode representar um objeto sem com ele estar associado por uma convenção, e em diferentes códigos o mesmo sentido é assinalado em diferentes sequencias tais como I, Ich, Je, Yo, portanto, *eu* é um símbolo. De outro lado, o signo *eu* não consegue representar seu objeto "sem estar em relação existencial" com ele: a palavra *eu* designando o enunciador está existencialmente relacionada a um enunciado, e, portanto, funciona como índice. (JAKOBSON, 1984, tradução e grifos nossos, p. 43).

Para Jakobson, a universalidade dos pronomes pessoais, ao invés de ser indício de sua simplicidade, seria antes um testemunho das funções linguísticas complexas neles envolvidos, pois seria justamente nos pronomes pessoais que código e mensagem se sobrepõem. "De fato", prossegue Jakobson, "os shifters são distintos de todos os outros constituintes do código linguístico exclusivamente por sua referência compulsória a uma dada mensagem" (JAKOBSON, 1984, p. 43) .

Esta propriedade dos shifters, mais especificamente dos pronomes pessoais, que consiste nessa capacidade de se relacionar com o objeto representado de modo ao mesmo tempo convencional e existencial, fornece uma baliza para compreensão de certos aspectos comunicacionais no texto litúrgico, que serão logo adiante expostos por meio da ideia de Bruno Latour sobre mensagens que constroem seus próprios destinatários.

O hino *Mensageiro*, canalizado pelo Mestre Irineu, fundador da doutrina daimista, é um exemplo contundente desses aspectos comunicacionais nos hinos. Esse hino é ilustrativo do funcionamento do símbolo indexical e de como a indexicalidade constrói a pessoa do seu destinatário das mensagens contidas na liturgia do Santo Daime:

> Te levanta, te levanta Levanta quem está sentado Pra receber o mensageiro Dentro do jardim dourado
>
> Vai seguindo, vai seguindo Dentro do jardim de amor Pra receber o mensageiro Do nosso pai criador
>
> A mensagem que ele traz É com prazer e alegria Jesus cristo e são José
>
> E a sempre virgem Maria[51] (SERRA, 2005, p. 131)

Um aspecto que nos impressiona quando presenciamos a performance desse hino, como em diversos outros, é a cena de endereçamento ou interpelação construída pelo hino. A primeira pergunta seria: qual a origem dessa mensagem? A quem ou qual entidade seria possível atribuir os enunciados contidos no hino? Qual o sujeito do enunciado e qual o sujeito da enunciação? Quem está nos pedindo para nos levantarmos para que possamos receber o mensageiro? O falante não é totalmente determinável, pois depende da posição de cada sujeito em relação ao pronome pessoal oculto "eu" que atua como shifter, mas também é parcialmente determinado, pois todos na "corrente" estão cantando essas palavras, convertendo virtualmente cada pessoa que canta como um mensageiro em potencial também. Uma pessoa que canta e ouve simultaneamente o hino pode ocupar os papéis de voz lírica e de destinatário do enunciado simultaneamente e/ou alternadamente.

Outro aspecto interessante é que o hino louva ao mensageiro, mas em momento algum revela diretamente a mensagem que ele veio entregar. A mensagem só é mencionada indiretamente, aludida, apenas sabemos que o mensageiro traz a mensagem "com prazer e alegria". Essa indeterminação ou suspensão da mensagem é uma característica comum em muitos hinos do santo daime, e, poderíamos dizer, do texto litúrgico em geral, que têm uma mensagem ou instrução como tema ou assunto principal. No entanto, se a mensagem não pode ser revelada diretamente pelos hinos, é porque essa suspensão cria uma tela na qual afetos, lembranças, pensamentos que ocorrem a cada participante no transe enteogênico podem ser apresentados ou projetados pela força da experiência extática naquele exato momento do aqui-e-agora em que o hino é cantado. Assim, a mensagem não revelada no hino, com efeito, fornece uma lacuna que deve ser preenchida pelo intérprete com suas próprias projeções. Isso ocorre de modo bastante semelhante à descrição do teórico Wolfgang Iser da interação entre o leitor e o texto.

---

51   Para acessar o hinário do Mestre Irineu: http://www.mestreirineu.org/FDC/pdf/O_Cruzeiro_Mestre_Raimundo_Irineu_Serra.pdf.

> O texto é um sistema destes processos de interação e, portanto, claramente, deve haver um lugar dentro desse sistema para a pessoa que deve realizar a reconstituição do texto. Este lugar é marcado pelas lacunas do texto e consiste nas lacunas que o leitor deve preencher. Eles não podem, portanto, serem preenchidos pelo próprio sistema e, portanto, só podem ser preenchidos por outro sistema. Sempre que o leitor preenche as lacunas, a comunicação começa. As lacunas funcionam como uma espécie de pivô sobre o qual gira toda a relação texto-leitor. Assim, as lacunas estruturais no texto estimulam os processos de ideação a serem realizados pelo leitor nos termos estabelecidos pelo texto. Há, no entanto, um outro lugar no sistema onde texto e leitor convergem, e que é marcado pelos vários tipos de negação que surgem no decorrer da leitura. As lacunas e as negações controlam o processo de comunicação de diferentes maneiras: os espaços em branco deixam em aberto as conexões entre as perspectivas no texto e, assim, estimulam o leitor a coordenar essas perspectivas, ou seja, induzem o leitor a realizar operações básicas dentro do texto. (ISER, 1978, p. 169).

Esse processo de preenchimento das lacunas e indeterminações dos hinos e do texto litúrgico nunca é totalmente levado a cabo. Os significados das mensagens às vezes podem ser produzidos, mas apenas de modo parcial e provisório. Cada vez que os hinos são cantados em um contexto distinto e em um aqui-e-agora distinto, o significado da mensagem "difere", em sentido derridiano.

O conteúdo dessa mensagem pode ser continuamente suspenso e adiado, essa estrutura de adiamento produz um estado de predisposição no sujeito para uma mensagem ou um referente que ainda está por vir. Essa predisposição para o que ainda está por vir é uma mudança radical no horizonte de expectativa do sujeito que possibilita que ele perceba uma mensagem por meio de um conjunto de signos que de outra forma seriam considerados meramente uma sucessão aleatória de signos. Em suma, a experiência extática que se dá a partir do texto litúrgico que predispõe o sujeito a realizar sínteses de dados caóticos e aleatórios em termos de "mensagens". Isso também nos permite compreender que mesmo quando há uma revelação direta de uma mensagem em um hino, essa mensagem é assolada por lacunas, vazios e indeterminações que devem ser preenchidas por cada pessoa na posição de leitor ou intérprete do hino. A liturgia trata da criação de um contexto em que as percepções caóticas, e em alguns casos não verbalizáveis, da experiência extática possam ser contextualizadas e vivenciadas como algo significativo.

É crucial observar, no entanto, que esse hino se inicia por uma ordem direta, uma interpelação para se levantar para receber o mensageiro. Somado à presença de um ato performativo tão literal e evidente no enunciado dessa ordem — que é algo como "eu estou fazendo o que estou dizendo" —, as pessoas que estão pedindo para se levantar também estão cantando na posição de pé. Ou seja, o hino instaura uma corrente por meio de um dispositivo comunicacional no ato de fala. Levando em conta que o ritual exclui a chance de que sejamos um mero espectador de um diálogo que se dá no texto litúrgico entre uma entidade que ordena a uma pessoa que se levante, necessariamente é a nós também que a voz se dirige, por isso neste momento em que o hino é executado todos os participantes devem permanecer de pé.

Bruno Latour, em sua conferência intitulada "Não congelarás a imagem", faz uma preciosa e frutífera comparação entre as injunções na religião e as injunções amorosas tornando visível a operação transformadora que ambas essas formas de injunções operam nas expectativas dos participantes de uma conversa.

> Na injunção amorosa, a atenção é direcionada, não para o conteúdo da mensagem, mas para o continente mesmo, a construção da pessoa do destinatário da mensagem. Não se tenta decifrá-las, a tais injunções, como se transportasse uma mensagem, mas como se transformassem os mensageiros e seus destinatários mesmos. E no entanto, seria errado dizer que elas não têm valor de verdade, apenas por não possuírem conteúdo informacional. (LATOUR, 2005, p. 29, tradução nossa).

Se acompanhamos as consequências da abordagem de Latour sobre as mensagens religiosas, entenderemos por que o conteúdo da mensagem não é tão importante, ou reformulando de modo mais preciso, entenderemos por que às vezes é mais eficiente para as condições de felicidade deixar a mensagem indeterminada do que revelar diretamente seu conteúdo. Claro, existem exceções e alguns hinos podem ser lidos num sentido mais aparente como hinos que estão realmente transmitindo uma mensagem. Mas, de todo modo, a mensagem ainda assim possuirá suas lacunas e indeterminações.

É por isso que o foco deste trabalho está na construção retórica de uma cena de interpelação em que temos um mensageiro e as pessoas que são abençoadas de alguma forma, por merecerem receber este mensageiro e a alegria e prazer que vêm com sua mensagem. O ato performativo em jogo aqui é fazer com que todas as pessoas que cantam o hino se tornem esse destinatário qualificado da mensagem, o que é referido por Latour como o ato de "construir a pessoa do destinatário" (LATOUR, 2005, p. 29).

Outra forma de compreender essa divisão de uma mensagem entre seu conteúdo informacional e seus efeitos relacionais é desenvolvida pela abordagem da Pragmática da Comunicação Humana (PCH). Essa teoria afirma, com base em observações clínicas e cotidianas, que podemos analisar a comunicação humana em, pelo menos, dois níveis, que seriam o nível de conteúdo e o nível de relacionamento. Dessa forma, seria uma imprecisão afirmar, como faz Latour, que as mensagens religiosas não possuem conteúdo informativo, mesmo que o conteúdo possa parecer irrelevante, a relevância de uma mensagem pode ser encontrada em outro nível que não no nível do conteúdo, mas na informação sobre o modo de relação que a própria mensagem estabelece entre o emissor e o destinatário da mensagem.

> O aspecto relato ou conteúdo de uma mensagem transmite informação e é, portanto, sinônimo na comunicação humana de conteúdo da mensagem. Pode ser sobre qualquer coisa que seja comunicável, independentemente se a informação específica for verdadeira ou falsa, válida, inválida ou indecidível. O aspecto "ordem", por outro lado, refere-se ao tipo de mensagem e como deve ser considerada como, portanto, em última análise, se refere à relação entre os comunicantes. Todas essas definições de relação gravitam sobre uma ou várias das seguintes afirmações: "É assim que eu me vejo... é assim que eu vejo você... é assim que eu vejo você me vendo..." e assim por diante numa regressão teoricamente infinita. [...] Para evitar qualquer mal-entendido sobre o exposto, queremos deixar claro que os relacionamentos são apenas raramente definidos deliberadamente ou com plena consciência. Na verdade, parece que quanto mais espontâneo e "saudável" o relacionamento, mais o aspecto relacional da comunicação fica em segundo plano. Por outro lado, os relacionamentos "patológicos" são caracterizados como uma luta constante sobre a definição da natureza do relacionamento, com o aspecto de conteúdo da comunicação se tornando cada vez menos importante. (WLATSLAVICK *et al.*, 1967, p. 51-52).

Se compreendemos, a partir desse paradigma, que a construção da pessoa do destinatário ou do emissor é um processo interacional e dialógico, consequentemente entende-se que a construção da pessoa, como nos diz Latour, depende do estabelecimento de certos padrões de comunicação.

Esses padrões de comunicação se desenvolvem em qualquer interação social na forma de relações de feedback, tal como a relação de feedback que destacamos na delimitação que J. Austin propõe sobre as condições de felicidade de um ato de fala.

Uma aspecto importante que a Pragmática da Comunicação Humana (PCH) nos auxilia a entender é que não existe um enunciado ou gesto que seja puramente informativo, isso é impossível em termos pragmáticos, porque todo enunciado e gesto também é uma afirmação sobre o contexto dessa comunicação — o que a PCH chama de nível do relacionamento da comunicação, em distinção ao nível de conteúdo da comunicação. Essas declarações literalmente "não precisam ser ditas" e dizem respeito a como o falante nos vê e também nossa compreensão delas é condicionada pela forma como nos vemos. Como afirma a PCH, essas coisas são óbvias quando estamos falando de um relacionamento relativamente saudável, porque um dos aspectos patológicos na comunicação humana é quando o aspecto "tácito" da comunicação não está funcionando e os participantes da comunicação são compelidos a reafirmar constantemente suas imagens um para o outro.

Disso podemos concluir, provisoriamente, que parte significativa da eficácia simbólica dos rituais do Santo Daime tem a ver com essas atribuições de lugares e mensagens de interpelação e construção das pessoas dos destinatários que são veiculadas por meio dos diversos hinos cantados durante os trabalhos. A construção dessa "pessoa" também é acompanhada da construção de uma cosmologia, na qual a pessoa constituída pela liturgia é parte de um emaranhado semiótico ligado a outros seres, materiais e espirituais. Poderíamos especular ou formular novas indagações se essa atribuição de lugar e essa construção da pessoa dos destinatários seriam um fator de cura preponderante no ritual do Santo Daime.

7 O silêncio como elemento litúrgico

Como mencionado anteriormente, o silêncio também constitui um importante elemento litúrgico do ritual do Santo Daime. Diferentemente de outros rituais com uso da ayahuasca no Brasil, como União do Vegetal, no Santo Daime a palavra falada é usada muito raramente em ocasiões excepcionais, quando o comandante está dando instruções sobre como proceder durante o ritual ou quando um elemento litúrgico como uma oração ou anúncio solene é feito. Na maioria dos casos, distrações ou outras conversas de quaisquer membros durante a cerimônia são diretamente desencorajadas, às vezes por intervenção da pessoa no papel de "comandante" da cerimônia ou do "fiscal". Isso nos revela que o silêncio durante o ritual tem o predicativo de uma lei que deve ser obedecida.

A observância do silêncio seria facilmente reconhecível durante os trabalhos de concentração, que é o tipo de trabalho mais comum realizado no Santo Daime, pois está presente na maioria dos calendários das igrejas pelo menos duas vezes ao mês. Durante esses trabalhos as meditações silenciosas podem variar em duração de 40 minutos a 1h30 ou serem fragmentadas em espaços menores de tempo, cujo tempo total pode chegar até a duas horas.

O silêncio, na forma como é usado, poderia ser concebido como um artefato para direcionar a atenção. Já vimos como o rápido deslocamento da atenção dos aspectos locucionários para os ilocucionários da comunicação é decisivo para o efeito estético e para decodificação semiótica de um hino.

Para determinar o quadro da relação entre atenção e silêncio que propomos nesta leitura da liturgia do Santo Daime, recorro à Susan Sontag, principalmente seu ensaio *A estética do silêncio*. Nesse ensaio, Sontag propõe uma aproximação entre as experiências religiosas e experiências estéticas, nas artes modernas e contemporâneas, na proposição de uma "estética do silêncio" como marca característica dessas experiências. Não por acaso esse ensaio se inicia afirmando que cada época deve reinventar o seu próprio projeto de espiritualidade. Para Sontag a palavra "arte" é a que melhor sintetiza esse projeto espiritual da era moderna (SONTAG, 1981). A espiritualidade, nesse contexto, seria definida nos seguintes termos: "(Espiritualidade = planos, terminologias, idéias de conduta voltadas à resolução de dolorosas contradições estruturais inerentes à situação humana, à realização da consciência humana, à transcendência.)" (SONTAG, 1981, tradução nossa, p. 18).

O que Sontag chama de espiritualidade pode ser pensado como um conjunto de artefatos simbólicos utilizados para produzir atos de fala diante da dolorosa contradição estrutural inerente à situação humana. E talvez não por coincidência muitos tipos de "espiritualidades" têm implícita ou explicitamente em seus rituais, o silêncio.

O silêncio deve ser considerado dialeticamente em relação com as palavras ditas e cantadas durante o ritual. Assim, em alguns casos, o silêncio ao redor de um enunciado resulta num efeito de saturação da atenção em uma mensagem verbal. Em outros casos, o silêncio permite uma experiência limite que reconfigura nossa relação com toda a linguagem, algo que pode ser — mas não necessariamente será — posteriormente integrado como "mensagem".

O silêncio no ritual do Santo Daime desempenha alguns papéis importantes, um deles é produzir a conexão aqui-agora entre todos os participantes, pois é necessário um esforço coletivo de atenção para observar e manter o silêncio. Ao mesmo tempo que todo e qualquer participante do ritual deve estar engajado na manutenção e observação do silêncio, esse mesmo silêncio também abre espaço para que cada indivíduo mergulhe em suas próprias visões e mundos internos. Dessa forma, o silêncio estabelece um duplo vínculo ou dupla injunção na atenção dos participantes, que são conduzidos, simultaneamente, ao mundo privado das visões internas de cada um e ao mundo público exterior do ritual.

Portanto, mesmo o espaço para se conectar ao próprio mundo individual de cada sujeito durante o ritual é uma função importante mobilizada pela liturgia. Antes de prosseguir sobre a dialética em questão nos momentos de silêncio, peço mais uma vez a atenção do leitor para esta longa citação do ensaio de Sontag. Valeria a pena ter em mente, ao lê-la, o paralelo que Sontag traçou entre a ideia de arte — assim como todo o ambiente humano também seria — como uma técnica de focalização da atenção.

> Considere a conexão entre o imperativo de redução de meios e efeitos na arte, cujo horizonte é o silêncio, e a faculdade de atenção. Pois, em um de seus aspectos, a arte é uma técnica para focalizar a atenção, para ensinar habilidades de atenção. (Embora esse aspecto da arte não seja peculiar a ela - todo o ambiente humano pode ser descrito dessa maneira, como um instrumento pedagógico - é certamente um aspecto particular e intensivo das obras de arte.) A história das artes é a descoberta e formulação de um repertório de objetos sobre os quais dar atenção; poder-se-ia traçar exatamente e em ordem como o olho da arte percorreu nosso ambiente, "nomeando", fazendo sua seleção limitada de coisas que as pessoas então percebem como entidades significativas, prazerosas e complexas. (Como Oscar Wilde apontou, as pessoas não viam neblinas antes que certos poetas e pintores do século 19 as ensinassem; certamente, ninguém via tanta variedade e sutileza do rosto humano antes da era do cinema.) Talvez a qualidade da atenção que damos a algo seja melhor (menos contaminada, menos distraída) quanto menos nos for oferecido. Equipado com arte empobrecida, purgado pelo silêncio, pode-se então começar a transcender a frustrante seletividade da atenção, com suas inevitáveis distorções da experiência. Idealmente, deve-se estar atento a tudo. À luz do mito atual, em que a arte pretende se tornar

uma "experiência total", solicitando atenção total. As estratégias de empobrecimento e redução indicam a ambição mais exaltada que a arte poderia adotar. Sob o que parece ser uma modéstia extenuante, se não uma debilidade real, pode-se discernir uma enérgica blasfêmia secular: o desejo de alcançar a consciência total, irrestrita e não seletiva de "Deus". (SONTAG, 1981, p. 25).

Para Sontag, o poder da nomeação da coisa pela arte opera com uma atenção dirigida engendrada pela nomeação da coisa, tornando essas coisas em coisas existentes. No entanto, a experiência da modernidade instaurou uma cultura de permanente eloquência em que abundam e proliferam os poderes de nomeação na arte. De modo que a ideia de uma estética do silêncio seria um projeto estético para aumentar, não a nossa capacidade de nomeação, mas a qualidade de nossa atenção a algo, teríamos que reduzir ao mínimo a distração e saturar um ponto com total atenção. Portanto, há um movimento dialético operando no pensamento de Sontag sobre o silêncio que poderia ser descrito como a relação dialética entre duas capacidades que nunca podem ser plenamente realizadas: 1) A capacidade de nomear: equivalente a dominar a atenção a partir da nomeação, o poder de fazer seleções, criando assim conjuntos, sistemas de classificação, hierarquias e valores. Essa capacidade não pode ser plenamente realizada porque todo ato de nomear cria simultaneamente vazios, espaços de indeterminação, pois o significante não pode ser totalmente e definitivamente determinado. É por isso que as operações de nomeação são atos de fala performativos, não se instauram de uma vez por todas, mas sobrevivem por meio de sua enunciação reiterada continuamente. 2) A capacidade de redução: o empobrecimento dos estímulos como tanto quanto for possível aumentaria a atenção em um elemento para o qual sua unidade se torna uma metonímia para "a mente total e não seletiva de Deus" aludida por Sontag. Essa redução não pode ser totalmente realizada porque não há acesso direto ao silêncio puro ou ao puro vazio — que inversamente também seria totalidade —, estaremos sempre dependentes do outro termo que nos oferece o parâmetro dialético para que se possa experimentar o silêncio ou o vazio. Mesmo que não possa ser acessado diretamente, o silêncio também não é experimentado de forma arbitrária, pois sua significação é anunciada na liturgia, criando um contexto para que o silêncio possa ser desfrutado.

Parte da liturgia que retrata ou evoca o silêncio pode ser já o fruto de uma experiência do "estudo" do silêncio, de acordo com o vocabulário do Santo Daime. Isso significa que o processo de decodificação do silêncio pode tomar a forma de um hino que também cria contexto para a decodificação posterior do silêncio. Dentre um grande número de hinos que tem como tema o silêncio, há este hino do Padrinho Alex Polari que pode ser adequado para ilustrar o processo descrito anteriormente.

> Santa Maria Que veio do céu. Para me agraciar, para me agraciar.
>
> Santa Maria Que minha Mãe mandou.
>
> Veio para unir. Veio para unir.
>
> Seu perfume resume a terra. Veio para mostrar. Veio para mostrar
>
> Este mistério
>
> É minha mãe que dá. Ela veio reinar. Ela veio reinar.
>
> Tanto poder presente está. Vamos se calar. Vamos se calar.
>
> Neste silêncio é que Deus está. Vamos escutar. Vamos escutar.
>
> Se escutarem hino, tratem de gravar. Sou eu quem mando, para te brindar.
>
> Salve Rainha dona desse ensino! Eu apenas zelo, vós que determina (POLARI, s/d)

A primeira estrofe não apenas evoca, como expressa uma afirmação, uma constatação da presença de um ser divino, Santa Maria. Seria um grande desvio do objetivo deste artigo elucidar essa associação constante do silêncio com a presença de Maria Santíssima, discussão esta que será desenvolvida em outro de nossos artigos. A esta altura, devemos apenas observar a existência de tal associação, entre o silêncio e a Santa Maria. Outro aspecto que deve ser ressaltado, mas não desenvolvido aqui, é a polissemia do nome de "Santa Maria" no contexto litúrgico do Santo Daime. Em alguns hinos pode se referir à Santa Maria, mãe de Jesus, mas que também é uma referência à cannabis, batizada como uma planta sagrada, às vezes consumida de forma sacramental em ocasiões rituais especiais. Esta breve observação apenas nos ajuda a compreender os efeitos dessa duplicidade de sentido na liturgia.

Agora gostaríamos apenas de chamar sua atenção para uma sequência de estrofes. Na quarta estrofe do hino há uma exortação a nos calar e silenciar diante de tão grande poder trazido pela presença de Maria Santíssima. Na quinta estrofe afirma-se que Deus habita o silêncio. A exortação volta-se agora para ouvir e prestar atenção ao silêncio. Na sexta estrofe, diz-se que, se alguém prestou atenção ao silêncio e talvez tenha ouvido algo como um hino, a exortação é agora para se lembrar ou "gravar" aquilo se "ouviu" no silêncio, porque pode ser um hino enviado por Maria Santíssima como um presente. A estrofe final vem como conclusão, como um elogio à Rainha Maria, reconhecida como provedora desses ensinamentos enviados pelo silêncio.

Essa sequência ilustra o processo que descrevemos anteriormente em que um hino prepara o cenário para o estudo do silêncio e o resultado desse estudo pode ser a canalização de outro hino. Podemos ver o trabalho desse processo dialético envolvendo a redução da linguagem a um mínimo que configura o silêncio e, posteriormente, um ato de nomeação, pelo ou através do novo hino que resulta de alguma forma da experiência do silêncio.

8 Considerações Finais

Ao finalizarmos o percurso de investigação sobre a liturgia do Santo Daime, algumas perguntas se avolumaram e vamos tentar enunciá-las e investigá-las em pesquisas ulteriores.

Em primeiro lugar, assinalamos que as aproximações da experiência estética e a experiência religiosa apontam um caminho profícuo tanto para compreensão da mensagem religiosa como da própria experiência estética de modo geral. Observamos que a estrutura da mensagem litúrgica se constitui num texto em que o aspecto informacional, apesar de continuar atuante, é colocado em segundo plano em favor da força interpelativa da mensagem, ou seja, o modo como a mensagem é capaz de criar a pessoa do seu próprio receptor. O silêncio comparece aí como uma espécie de presença material inarredável, e ao mesmo tempo que opera como um significante litúrgico que produz sentido justamente na sua relação de referência para o aqui-e-a-gora em que o silêncio está sendo experienciado em sua presença material.

No entanto, a experiência de leitura do texto litúrgico do Santo Daime é inseparável de sua performance ou execução, ou seja, de seu caráter presente. E por isso, seria preciso se perguntar: qual o papel da "substância", daquilo que se presentifica no ritual e nos corpos dos participantes e que produz um corte na experiência cotidiana do tempo e do espaço e da percepção? Como vimos, o texto litúrgico do Santo Daime possui como característica elementos que certamente não lhes são exclusivos, mas que de todo modo preparam e em alguns casos condicionam a experiência religiosa. Estes são:

1) O uso de símbolos indexicais que remetem ao aqui-e-agora da performance, constituindo por meio desses gestos com os símbolos indexicais uma presença; 2) A criação de um contexto ou cena na qual os enunciados e o conteúdo da mensagem produzam significação, ou melhor dizendo, criação de uma cena em que signos aparentemente dispersos e aleatórios podem ser interpretados na unidade de uma mensagem; 3) Constituir processos de interpelação que comunicam, além dos conteúdos específicos que são colocados em segundo plano, um modo específico de constituição da pessoa dentro de um conjunto de relações traçadas entre emissor e receptor, bem como a própria possibilidade de oscilação entre os papéis de emissor e receptor de uma mensagem.

Se por um lado já sabemos que a experiência religiosa com enteógenos não pode ser reduzida ao efeito físico-químico de uma substância, tampouco, essa experiência poderia ser reduzida à construção de um sentido imaterial e independente das bases materiais que presentifica uma determinada mensagem. Não se pode esquecer que, mesmo que não seja possível oferecer uma descrição universal e objetiva dos efeitos da substância — considerando que esses efeitos são produzidos como uma amálgama entre aspectos simbólicos e materiais, e que toda presença material pode ser subsumida como signo —, o aqui-e-agora e contexto apontado pelos símbolos indexicais na liturgia do Santo Daime, é o aqui-e-agora de um estado alterado de consciência, no qual passa a valer um outro conjunto de possibilidades em relação aos modos cotidianos como se experiencia o tempo e o espaço, o dentro e o fora, a identidade entre o "si mesmo" e aquilo que é considerado "outro" etc.

Talvez a divisão didática de experiências entre os campos estético e religioso só faria sentido na cultura moderna ocidental, mas seria lícito dizer que tanto a experiência estética quanto a experiência religiosa exigem para sua consecução uma dimensão material e substancial da presença, seja da obra de arte ou do ritual religioso. O teórico Hans Ulrich Gumbrecht oferece um insight epistemológico importante em sua discussão sobre os modos de produção de presença e como esta se coloca em tensão com o princípio da representação. Ao comentar os rituais do cristianismo, Gumbrecht avalia que:

> O que dá forma e justificação a esse entendimento pré-moderno da relação entre o corpo de Cristo e o pão, e o sangue de Cristo e o vinho, é o conceito Aristotélico de signo - que não está fundado na distinção, que conhecemos tão bem,

> como parte do campo hermenêutico entre um significante material de superfície e um sentido imaterial profundo. O signo aristotélico reúne, ao invés, uma substância (isto é, aquilo que está presente porque exige um espaço) e uma forma (aquilo que torna perceptível uma substância), aspectos que incluem um conceito de "sentido" que é estranho para nós. (GUMBRECHT, 2010, p. 51).

A ideia da produção de presença, tal como concebida por Gumbrecht não se pretende um posicionamento anti-hermenêutico, mas sugere que possamos conceber "a experiência estética como uma oscilação (às vezes, uma interferência) entre 'efeitos de presença' e 'efeitos de sentido'" (GUMBRECHT, 2010, p. 22). De modo análogo, acreditamos que um dos caminhos para a investigação das experiências religiosas com ayahuasca e outros enteógenos seja uma pergunta sobre os modos pelos quais essas experiências são capazes de articular sentido e presença.

REFERÊNCIAS

ASSIS, Glauber. **A Religião of the Floresta**: apontamentos sociológicos em direção a uma genealogia do Santo Daime e seu processo de diáspora. PHD dissertation in Sociology at UFMG, 2017.

ASSIS; LABATE; CAVNAR. Música, tradução e linguagem na diáspora do Santo Daime. **Rev. antropol.**, USP, São Paulo, v. 60, n. 1, p. 165-192, 2017.

AUSTIN, John. **How to do things with words**. Oxford: Oxford University Press, 1962.

CASTAÑEDA, Carlos. **Las enseñanzas de Don Juan**. Mexico: Fondo Cultura Economica, 1992.

DERRIDA, Jacques. "Rhetorique de la drogue". *In*: DERRIDA, Jacques. **Points de suspension**: entretiens. Paris: Galilée, 1992.

DOMÍNGUEZ-CLAVÉ, E.; SOLER, J.; ELICES, M.; PASCUAL, J. C.; ÁLVAREZ, E.; DE LA FUENTE REVENGA, M.; RIBA, J. Ayahuasca: Pharmacology, neuroscience and therapeutic potential. **Brain Research Bulletin**, v. 126, p. 89-101, 2016.

GEERTZ, Clifford. **The interpretation of culture**. New York: Basic Books, 1973.

GOULART, Sandra. A política das religiões ayahuasqueiras brasileiras: droga, religião e direitos. **Religião e Sociedade**, Rio de Janeiro, v. 39, n. 2, p. 200-221, 2019.

GUMBRECHT, Hans Ulrich. **A produção de presença**: o que o sentido não consegue transmitir. Tradução de Ana Isabel Soares. Rio de Janeiro: Editora PUC-Rio, 2010.

ICEERS. **Technical report about ayahuasca**, 2013. Disponível em: https://www. iceers.org/2021-ayahuasca-technical-report/.

ISER, Wolfgang. **The Act of Reading**: A Theory of Aesthetic Response. Baltimore: Johns Hopkins University Press, 1978.

JAKOBSON, Roman. **Russian and Slavic Grammar studies**: 1931-1981. New York: Mouton Publishers, 1984.

JANOWITZ, Naomi. Water, Word and Name: The Shifting Pragmatics of the Sotah/Suspected Adulteress Ritual. *In*: LEONARD, Clemens & LÖRH, Helmut. (orgs) **Literature or Liturgy?** Early Christian Hymns and Prayers in their Literary and Liturgical Context in Antiquity. Tübingen: Mohr Siebeck, 2014, p. 43-72.

LABATE, Beatriz; FEENEY, Kevin. O processo de regulamentação da ayahuasca. **Revista Periferia**, v. 3, n. 2, 2011.

LATOUR, Bruno. Thou Shall not freeze-frame or how does not misunderstand the science religion debate. *In*: PROCTOR, James (ed.). **Science, Religion and the human experience**. Oxford University Press, 2005. p. 27-46.

LEE, Henrique. O espaço autobiográfico e a produção de referentes: uma hipótese sobre a natureza performativa do pacto referencial. *In*: ARAÚJO, Nabil. **Imagens em discurso efeitos de real, efeitos de verdade.** Belo Horizonte: Editora FALE/UFMG, 2019. pp. 97-112.

LÉVI-STRAUSS, Claude. **Antropologia estrutural**. Rio de Janeiro: Tempo Brasileiro, 1975.

MACRAE, Edward. **El Santo Daime**. Quito: Ediciones Aby-Yala, 2000.

MENEGUETTI; MENEGUETTI. Health benefits of ayahuasca in take: social context and neuropsychological phyisioimunológical, microbiological and parasitical effects. **Cadernos Brasileiros de Saúde Mental**, Florianópolis, v. 6, n. 13, p. 104-121, 2014. ISSN 1984-2147.

MERCANTE, Marcelo. A ayahuasca e o tratamento da dependência. **Mana**, v. 19, n. 3, p. 529-558, 2013.

MILLER, Hillis. **Speech acts in literature**. Stanford University Press, 2001.

MOREIRA, Paulo; MACRAE, Edward. **Eu venho de longe**: Mestre Irineu e seus companheiros. Salvador: EdUFBA, 2011.

NIETZSCHE, Frederich. **The Birth of the tragedy**. Trans: Walter Kaufmann. New York: Vintage books, 1967.

OLIVEIRA, José Erivan Bezerra. **Santo Daime**: o professor dos professores: a transmissão do conhecimento através dos hinos. PHD dissertation in Sociology at UFC, 2008.

PERLONGHER, Nestor. La force de la forme: notes sur la religion du Santo Daime. **Sociétés Revue des Sciences Humaines et Sociales**, n. 29, p. 20-30, 1990.

POLARI, Alex Alverga. **Editorial**, **Céu da Montanha**, Mauá, ano 11, n. 2, jul. 1989.

REHEN, Lucas. "Receber não é compor": música e emoção na religião do Santo Daime. **Revista Religião e Sociedade**, Rio de Janeiro, v. 27, n. 2, dez. 2007.

REICHEL-DOLMATOFF, Gerardo. **The shaman and the jaguar**: a study of narcotic drug among Indians of Colombia. Philadelphia: Temple University Press, 1975.

SANTOS, Boaventura de Sousa. **Um discurso sobre as ciências**. Porto: Afrontamento, 1988.

SARTRE, Jean Paul. **Critique de la raison dialectique**: théorie des ensembles pratique. Paris: Galimard, 1960.

SONTAG, Susan. "The Aesthetics of Silence". *In*: FARRAR, Straus (ed.). **Studies of Radical Will**. New York: Anchor Books, 1981.

WITTGENSTEIN, Ludwig. **Investigações filosóficas**. Tradução: José Carlos Bruni. São Paulo: Abril Cultural, 1984.

WATZLAWICK, Paul; BEAVIN, Janet; BAVELAS, JACKSON, Don D. **Pragmatics of Human Communication**: A Study of Interactional Patterns, Pathologies, and Paradoxes. 1967.

Hinários do Santo Daime: POLARI, Alex. **Nova anunciação.** Disponível em: https://hinos.santodaime.org/acervo/alex-polari/nova-anunciacao=. Acesso em: 6 ago. 2022.

SERRA, Raimundo Irineu.**Cruzeiro universal.** Disponível em: https://hinos. santodaime.org/acervo/mestre-irineu/o-cruzeiro. Acesso em: 6 ago. 2022.

MELO, Sebastião Mota. **Justiceiro.** Disponível em: https://hinos.santodaime.org/acervo/padrinho-sebastiao-mota/justiceiro-comitiva. Acesso em: 6 ago. 2022.

CAPÍTULO 5

MEMORANDO DE ENTREVISTA COM O RÉU AOI GARASU: O PRIMEIRO CASO JUDICIAL SOBRE SUBSTÂNCIA ANÁLOGA À AYAHUASCA NO JAPÃO

Tatsu Hirukawa

A primeira entrevista

Em junho de 2020, foi realizada minha primeira entrevista com o réu Aoi Garasu (青井硝子, pseudônimo significa literalmente o "vidro azul" em japonês; doravante "Aoi").

No primeiro julgamento, Aoi negou as suas acusações comparando suas atividades com as do Bodhisatva. Após a sessão ele retornou ao centro de detenção em Tanabe, localizado no subúrbio de Kyoto.

O gesto de utilizar a língua sânscrita diante do tribunal japonês para negar acusações lembrava-me o caso de Chizuo Matsumoto, mais conhecido como Shōkō Asahara, o fundador de um culto religioso que se chamava *Aum Shinrikyō* em 1984.

"Quem é esse cara?" — perguntou Aoi. Comuniquei-lhe meu desejo de conduzir com ele uma entrevista com a mediação do senhor Hiroki Kikuyama, o advogado responsável. Kikuyama foi o defensor público designado pelo governo e não era especialista em casos envolvendo drogas.

Na ocasião em que Kikuyama e Aoi se encontraram pela primeira vez, Aoi citou o texto da lei para explicar que: *"o chá de Acacia confusa ou Mimosa tenuiflora não constam no artigo B-76 da Lei de Controle de Narcóticos e Psicotrópicos, elas são apenas partes de uma planta, diferente das plantas que são a matéria-prima da ayahuasca"*. Para Kikuyama, que havia sido responsável por muitos processos criminais em sua carreira, este foi o primeiro caso em que um réu recitou precisamente o texto da lei relacionada. Ele saiu dali convencido de que esse réu era um criminoso convicto.

Naquele momento, o estado de emergência emitido pelo governo para a prevenção de Covid-19, já havia sido desativado, mas a quarentena ainda era imposta. Por isso, ao invés de irmos ao centro de detenção, realizamos a entrevista por intermédio de videochamada. Com assistência do advogado, consegui contactar Aoi por meio de uma chamada de Skype.

A figura que apareceu através da tela LCD foi a de um jovem com boa aparência e sorriso atraente, de algum modo algo bem diferente do que eu vi no tribunal pela última vez. Dizendo vez ou outra *"desculpe incomodá-lo, desculpe..."*, ele parecia uma pessoa muito humilde e polida. De certa forma, ele não correspondia à imagem de um "cara desempregado sem endereço fixo" ou "traficante", e tampouco havia nele uma atmosfera de guru fanático.

Ouvi dizer que ele trabalhava com agricultura. Ele morava em uma cabana construída por ele mesmo em seu sítio, mas por algum motivo, o registro residencial ainda não havia sido expedido.

No outro dia, quando visitei o centro de detenção, eu pensei em deixar com ele meu livro que escrevi sobre as experiências na América do Sul, cujo título é *Constelação do Espírito: Relatos de um Psiconauta à deriva* (HIRUKAWA, 2011). Contudo ele tinha feito secretamente sua própria antena dentro da cela e interceptou ondas de rádio de internet móvel, assim, ele já tinha baixado uma versão eletrônica do meu livro no seu smartphone.

Mesmo no Japão, um país com índices de criminalidade relativamente baixos, houve ocasiões em que pessoas foram presas por abuso de substâncias narcóticas. No entanto, se fosse o primeiro delito, realizado de maneira isolada, não fazendo parte de atividades de crime organizado, se a própria pessoa demonstrasse arrependimento diante das autoridades e se comprometesse a refletir sobre o incidente, na maioria dos casos, ela não seria processada.

Então, a notícia sobre o caso do Aoi, em que um indivíduo sofreu acusações criminais por causa de um problema com drogas, surpreendeu-me. Além disso, ele foi detido por três meses e processado diversas vezes. O nome da droga que constava no processo era "chá de substância análoga à ayahuasca que contém DMT".

No seu caso foi agravante o fato de que ele vendeu on-line as folhas secas de acácias para um número não especificado de pessoas. No entanto, por isso, Aoi deveria ser processado de acordo com a Lei das Afirmações Farmacêuticas. Uma acusação criminal, segundo a Lei de Controle de Narcóticos e Psicotrópicos, seria caracterizada como uma séria violação dos Direitos Humanos.

Identidade como estrutura provisória

Quando Aoi foi preso, todos os seus pertences foram confiscados, até o seu nome (cf. GOFFMAN, 1961). Então ele foi simplesmente chamado de "número 9". Parece uma grande humilhação ser privado até do nome como uma fonte de identidade e ser chamado apenas pelo número.

Porém, sobre isso, ele disse: *"eu não me importo com nome. Quando fui a Bali, só havia gente que tem nomes como* 'Ichirō' *(primeiro filho) ou* 'Jirō' *(segundo filho), e eles não pareciam estar incomodados com isso. Em suma, é só uma questão da cultura em que alguém nasceu e foi criado".*

Certamente, em Bali na Indonésia, independentemente do sexo, os nomes como "primeiro(a)", "segundo(a)", "terceiro(a)" e "quarto(a)" são dados para crianças na ordem de nascimento, e o(a) quinto(a) é chamado(a) "primeiro(a)" de novo[52]. Portanto, comparando com os nomes japoneses, uma cidade seria cheia de *"Ichirō"* ou *"Jirō"*.

"Tanabe 9º soa muito interessante como um nome de usuário. Mas pensei que seria mais interessante colocar meu nome de usuário em votação, o nome que ganhou por maioria de votos foi 'Tanabe Kuban, acusado Tarō'. *Decidi usar isso no Twitter".*

Eu estava confuso e pensava: "ele é louco?".

Complexo de "irmã mais velha"

Aparentemente, uma jovem promotora com paixão pela justiça acusou-o com ímpeto, dizendo ter detectado um novo tipo de crime organizado que utiliza a internet para vender drogas psicoativas.

"Não se trata de uma pena de prisão, mas uma violação dos Direitos Humanos detê-lo por quatro meses. Você precisa recorrer à promotora para se desculpar e admitir que foi um erro por causa da sua juventude".

"Perdoe a promotora. Ela não sabe o que faz. Ela é apenas leal ao seu trabalho".

"Você está pronto para ser crucificado?"

---

[52] *Ichirō* e *Jirō* são uma livre tradução japonesa de Aoi, na verdade, os nomes ordenados são *Wayan, Njoman, Made* e *Ktut* na língua balinesa. De acordo com Geertz: "esses nomes, que não têm significações literais em si mesmos (não são numerais ou derivados de numerais), na verdade, nem mesmos indicam a posição ou classificação do irmão de forma realista ou confiável... O que eles sugerem é que, para todos os casais em procriação, os nascimentos formam uma sucessão circular de *Wayans, Njomans, Mades, Ktuts* e, mais uma vez, *Wayans,* uma replicação infinita de quatro estágios de uma forma imperecível... (A)s dramatis personae permanecem eternamente... (e) emergem do mundo atemporal dos deuses... para substituir aqueles que se dissolveram uma vez para lá" (GEERTZ, 1973, p. 371).

"Pena de morte está fora de questão".

Perguntei-me se o jovem que via, através do monitor do PC, era um salvador que expiava os pecados da humanidade ou só um criminoso fanfarrão que se divertia tirando sarro da minha cara.

"Por que você defende a promotora que faz acusação falsa?".

"O que devo dizer sobre a senhora promotora é que se trata de um confronto entre irmãos traçado pelo destino. Ou melhor, sou vulnerável a mulheres superiores como se fossem a irmã mais velha".

"Irmã mais velha? De acordo com o registro, ela é mais jovem".

"A promotora seria minha eterna irmã mais velha, que eu admiro".

Ele não se revolta contra a "figura paterna". Ausência de "complexo de Édipo". Ao invés disso, talvez ele tivesse um desejo masoquista por uma pessoa que pareça com uma irmã mais velha.

"Todas as coisas vêm do nada"

"Estou pronto para lutar até a Suprema Corte".

"A Suprema Corte?".

"O chá não é ilegal. Se for considerado ilegal, essa decisão estará em conflito com o 'Direito da Procura da Felicidade' no Artigo 13 da Constituição".

"Serão necessárias quantas décadas para fazer isso (ir até a Suprema Corte)? O custo do julgamento será enorme".

"Graças a ter sido preso, eu fiquei mais famoso. Por isso, as vendas do meu livro Chapando com Ervas Daninhas [cf. AOI, 2019] *estão aumentando rápido. Estou escrevendo uma sequência, intitulada* Chapando na Prisão. *No final, gostaria de escrever o* Chapando na Vitória *assim que eu vencer o caso. Como uma trilogia, eles serão best-seller e vão pagar cerca de três vezes os custos julgamentos".*

"Você está de sacanagem?".

Eu li seus registros antecipadamente. Ali era relatado que as palavras e ações do réu, mesmo contendo alguns pontos incompreensíveis, foram coerentes e ele não precisou realizar nenhum exame psicológico.

"Decidi lutar até o fim. Isso não significa que eu tento justificar ou evitar coisas ruins. Mas significa apenas que eu gostaria de desfrutar de um esporte intelectual de 'interpretar as leis'".

"Esporte?".

"Agradecendo a todas as pessoas que sempre me incentivaram e apoiaram, presto homenagens a todos os meus ancestrais, à administração e aos jogadores deste esporte, que acordando no mesmo espírito esportivo, se comprometem a jogar de forma justa!".

Pergunto-me se ele está ironizando o julgamento.

"Eu sou invencível!".

"Por quê?".

"Porque eu não tenho nada a perder".

Neste momento, na minha mente, a sua estupidez sobrepos-se com a lembrança de Enō (慧能), o "Sexto Patriarca" do zen chinês, que esclareceu que "todas as coisas vêm do nada". Se alguém não possui nada, é invencível.

Encontro com seus pais

Uma pessoa que diz *"não tenho nada a perder"*, pode até ser boa, mas o que sua família pensa sobre isso?

Aoi não tem irmã, mas um irmão mais velho. Ele estudou Filosofia Hindu na universidade, mas sumiu depois disso e ninguém sabe o que aconteceu com ele. Ele deve compartilhar com o Aoi algum tipo de visão sobre o mundo como realidade impermanente.

Após o segundo julgamento, eu conheci o pai do Aoi, que compareceu à audiência. Ele era um homem idoso com uma expressão firme. Ele foi funcionário da prefeitura, já havia se aposentado. Na prefeitura, muitos colegas dele teriam sofrido de depressão, um após o outro.

"Por que o senhor acha que pessoas tão boas foram acometidas pela depressão?".

"Não, a depressão é uma doença que acomete tanto mais as pessoas boas. Porque as pessoas com um senso de responsabilidade mais forte não suportam, muitas vezes, o fardo sobre os ombros".

"Diz-se que a depressão pode ser curada com medicamentos, mas apenas 70% das pessoas são curadas com os antidepressivos atuais. Os outros 30% não vão curar".

"Certo, é chamada 'depressão resistente ao tratamento'".

"Mas meu filho descobriu um remédio nas ervas que curaria os 30% restantes". Ele fitou os meus olhos e disse: *"estou orgulhoso do meu filho".*

Surpreendi-me pelo fato de que ele sabia até o número exato, os 30% de depressão grave, que é a depressão resistente ao tratamento e que não responde aos antidepressivos convencionais. É claro que a descoberta de que os psicodélicos, como DMT ou ketamina, são efetivos no tratamento da depressão resistente não é uma descoberta do seu filho. Mas talvez ele tenha estudado o assunto para entender o seu filho. Respeitei o pai dele, que pôde se afirmar orgulhoso do seu filho próprio.

Antes do quarto julgamento, esperando na fila em frente à entrada do tribunal, eu estava conversando com o Aoi. Uma mulher com um ar intelectual apareceu e falou comigo. Ela era a mãe dele.

Devido a uma apresentação no tribunal, Aoi vestia um terno desajeitado, e sua gravata azul estava torta. Estendendo as mãos para endireitar a gravata, essa mulher carinhosa me cumprimentava. Aparentemente, ela já tinha ouvido que eu era um professor universitário que apoiava a defesa do seu filho.

"A senhora ficou muito preocupada com isso?".

"Sim, sentia enorme cansaço mental tanto que perdi o apetite com isso, perdi gordura corporal também e emagreci...".

"Isto foi um erro das autoridades. Tenho certeza que elas o confundiram com outro tipo de crime como um caso de crime organizado ou algo assim. Sem problemas. Mesmo assim, a senhora tem um bom filho que tem uma forte determinação para continuar lutando".

"Desde o ensino fundamental, esse menino tem feito experimentos muito estranhos. Por exemplo, ele aplicou magnetismo nos tomates que ele plantava, porque ele achava que isso os tornaria mais doce. Não importa quantas vezes ele falhava, ele nunca parou de insistir que o tomate ficava mais doce. Ele era uma criança muito teimosa que tentava tais experimentos frequentemente".

"Graças a essa mente curiosa, seu filho descobriu uma erva que cura a depressão".

"Na verdade, o menino é muito positivo. A positividade é a única coisa que o salva".

A mãe olhou o rosto do seu filho e sorriu. Ela curvou sua cabeça e me pediu: "O *professor, ajude meu filho, por favor".*

O filho é eternamente um bebê aos olhos da mãe.

Às coisas mesmas!

O Aoi foi abençoado com o amor de seus pais e cresceu sem nenhum inconveniente. Ele foi para uma universidade nacional e estudou biologia, particularmente a cultura de microorganismos. Embora ele fosse muito interessado em observar o processo de divisão celular sob o microscópio, ele não conseguia interagir bem com os outros. Por algum motivo, se ele continuava conversando por muito tempo, ficava com dor de cabeça.

Depois que se formou na faculdade, ele não conseguiu nenhum emprego em nenhuma empresa. Segundo ele, porque os japoneses trabalham demais, de manhã à noite. E também, existem relacionamentos pessoais e organizacionais muito complicados nas empresas japonesas.

Em vez disso, ele começou um projeto de uma fazenda marítima para criar ouriços-do-mar e outros frutos do mar numa praia, no Nordeste do Japão. No entanto, em 11 de março de 2011, um terremoto gigante ocorreu nessa região e o tsunami destruiu toda a estrutura da sua fazenda.

Ele perdeu tudo. "Perder" não é a expressão mais adequada, "percebeu" que ele não tinha nada desde o início talvez seja a expressão mais correta.

Depois disso, ele fixou um teto na parte de trás da caminhonete que ele usava para trabalhar e a chamou de "Caramujão". Esta era a única casa dele. Ele começou uma vida nomádica e monástica, trabalhava meio período por uma curta temporada, e estava sempre mudando de uma cidade a outra.

Aparentemente, ele não era um homem com físico forte. No entanto, seu conhecimento sobre biologia, aprendido na universidade o ajudou. *"Em uma sociedade de economia monetária, considera-se que as pessoas com baixa renda são 'incapazes de se alimentar'. É verdade mesmo? Basta olhar em torno dos seus pés, verá que há muitas plantas e animais. Zen budismo ensina assim: 'um humano precisa só de meio tatami (tecido de palha) para sentar e um tatami para deitar'. Havendo água, ar, plantas, animais e vizinhos bons, não se precisa de mais nada para viver".*

Segundo Aoi, um ser humano pode viver sem dinheiro, se tiver conhecimentos. O conhecimento sobre plantas ajudou muito Aoi. Por exemplo, obtendo uma licença de caça, ele abatia javalis no mato. Enquanto imaginava como os animais se sentiam quando assassinados, ele desmembrava-os, cozinhava e comia as carnes deles com grande gratidão.

Por fim, as plantas começaram a ensinar-lhe "sabedoria" na forma de "chapação", ele percebeu isso quando as ingeriu. A sua tentação de "beber" o chá das várias plantas levou-lhe a "saber" sobre o mundo.

Através do monitor de PC, ele mostrou-me um caderno como registro da sua experiência (AOI, n.d.; AOI, 2014). Foi uma noite de verão, no sopé da serra de Akaishi, em uma parte dos Alpes japoneses, quando ele fumou a "quelidónia-maior" (Chelidonium majus), uma planta da família de papoula:

A luz da estrada que saltou em meus olhos, tremeu.

O prazer correu cinco ou seis vezes na minha espinha.

A consciência despertou. O mundo pareceu perfeito. Não há outra forma de dizer isso.

A alegria de achar um inseto é exatamente isto.

O mundo está cheio de insetos. Se você balançar um pouco a pele fina, olha, tão perfeito encontrará os insetos que ligeiramente estagnam.

Com os olhos bem abertos, eu vaguei ao longo das margens do lago de represa à noite. As gramas que esfregaram minhas pernas me fizeram muitas cócegas. O grito dos insetos do outono era reproduzido em som surround no cérebro.

Voltei para o "Caramujão" com uma sonolência agradável e adormeci logo.

Naquela noite, ele teve um "sonho lúcido": um sonho em que se pode reconhecer um sonho dentro de outro sonho.

Na minha frente havia uma mulher nua com seios fartos.

Nós não fizemos nada sexual, apenas me aninhei ao seu lado e compartilhei a cordialidade da sua pele.

Eu percebi naquele momento. "Oh, essa pessoa é minha mãe".

Nesse sonho doce, lembrei-me de que, a propósito, desde a minha tenra infância, eu cedia muito pouco aos mimos e cuidados da minha mãe. Se eu quisesse, ela aceitaria me mimar, mas eu senti que havia uma "parede" que não permitia que ela fizesse isso.

"Você não viu nenhuma entidade como deus ou espírito?".

"O deus é invisível. Mas o mundo não é".

"O que significa dizer que o mundo é visível?".

"Significa que se pode ver apenas as coisas". (AOI, n.d.; AOI, 2014)

"Às coisas em si mesmas! (Zu den Sachen selbst!)", as palavras do Heidegger (1927), ou as concepções de Husserl (1913) como a "suspensão de juízo (epoché)" e a "redução fenomenológica" me foram evocadas. Ambos, William James, o filósofo inglês que inalou óxido nitroso, e o Ikutarō Nishida, um filósofo japonês que praticou zen no templo de Myōshin-ji, coincidentemente chamaram isso de "experiência pura" (JAMES, 1988; NISHIDA, [1911] 1979).

James afirmava que "nenhuma narrativa da totalidade que não leve em conta essas outras formas de consciência pode ser considerada final"(JAMES, 1988, p. 349). Se vermos só um pouco do filme fino, o mundo parece perfeito.

O mundo "das coisas mesmas" é cheio de falhas. Em vez disso, em nossa normalidade, nós tratamos as coisas que transgridem o programa do "mundo de vida (Lebenswelt)" (cf. HUSSERL, 1936) como falhas e não ousamos encará-las propriamente. Dessa maneira, nós evitamos a ativação da "chamada de função ilegal".

Ele não sabia que tinha visto as coisas com óculos coloridos o tempo todo. Mas ele percebeu que, se os removesse, o mundo perfeito existia à sua frente, ou que ele apenas o teria esquecido.

"Associação de ervas medicinais"

Desde aquela experiência, antes que percebesse, a doença crônica misteriosa, aquela que o fazia ter dor de cabeça quando falava muito com alguém, desapareceu.

Então, Aoi começou uma exploração das substâncias psicoativas contidas em plantas. Porque o humano precisa não apenas de alimento para o corpo, mas também para a alma.

Ele adquiriu uma habilidade para ouvir que cada planta canta sua própria canção, se ele escutasse cuidadosamente. Ele percebeu que existe uma música para cada planta. Ele perguntou: "do que elas estão falando?".

Sua diretriz básica era perguntar ao Google se há algo que queria saber. Portanto, mesmo vivendo como nômade, ele nunca saiu do alcance do wi-fi. Em vez disso, ele foi grato à civilização que o forneceu a infraes-trutura para se conectar à internet sem fio.

Então, seu lema não é "retorno à natureza". Mas é "trazer a tecnologia e retornar ao primitivo novamente".

Navegando na internet, um dia, Aoi deparou-se com um blog mis-terioso intitulado "O Tempo de Pāram: Antropologia de 'Consciência'" (HIRUKAWA, 2002). Esse texto contava que na selva Amazônica, existe uma tribo chamada de Shipibo, que utiliza de modo ritualístico um chá chamado de "ayahuasca", por meio dele conhecem os espíritos das plantas e ouvem as canções delas. O autor do blog, um antropólogo japonês, foi a uma aldeia do Shipibo, ele mesmo bebeu o chá e experimentou o mundo dos espíritos. Aoi percebeu intuitivamente que isso era o que ele procurava.

O princípio ativo contido no "chá" de ayahuasca é o N-dimetiltriptamina ou DMT. De acordo com a nomenclatura Iupac, é formulado como "3-(2-(dimetilamino)etil)indol". A estrutura molecular era imediatamente reconstituída no cérebro. Logo ficou claro para ele que se tratava de um alcalóide indólico muito semelhante à serotonina ou 5-hidroxitriptamina. Ele estudou bioquímica quando era estudante universitário.

No entanto, o DMT é decomposto pela enzima digestiva quando tomado via oral. Os povos indígenas da Amazônia sabem disso e fazem o chá a partir da combinação entre uma planta chamada de "chacrona", que contém DMT, e outra planta chamada de "jagube", que contém harminas. Ele ficou muito impressionado pelo método bem arquitetado do ponto de vista bioquímico.

Ele pensou em replicar esse chá com plantas que crescem naturalmente no Japão. O DMT é contido em quase todas as plantas. Após tentativa e erro, ele encontrou uma planta chamada "acácia confusa", que tem flores amarelas. Os espíritos da acácia cantaram uma cor azul profunda como o esmalte celadon e ao mesmo tempo uma cor laranja suave como os carinhos de família.

"Como adquirir um inibidor da monoamina oxidase (IMAO)?". Sobre isso, o Google também ensinou-lhe. Ele comprou um suplemento chamado "moclobemida" on-line. *"Basta ingerir o suplemento com o chá de acácia, para ver o mundo perfeito além da fina película"*. Ele constatou que nesse método havia reprodutibilidade suficiente.

No ano de 2016, Aoi estabeleceu a "Associação de Ervas Medicinais (薬草協会)" e começou suas atividades.

Cadija

Após o segundo julgamento, eu conheci a noiva do Aoi.

"'Perdoe... ele não sabe o que faz...' é uma fala famosa de Jesus quando ele foi crucificado".

"Então eu sou Maria Madalena? Aquela puta de promotora!" — gritou em dialeto de Ōsaka, com uma mistura de ciúme e raiva.

A noiva, três anos mais velha que Aoi, era parecida com Cadija, uma esposa do Maomé. Nem preciso dizer, Aoi não é um filho de Deus, mas apenas um ser humano comum. Também sou um humano comum, então não tenho como saber se ele recebeu uma mensagem de Deus. Mesmo assim ele confia na vontade de Deus, o que significa que só houve um acontecimento no qual ele confiou, e ele é ainda apenas um ser humano.

Três tipos de "Chapação"

"O que você ganhou ao beber o chá?".

"O que eu ganhei do chá foi a 'chá-pação'".

"Sabedoria?" — eu perguntei não intencionalmente imaginando ter escutado errado.

"Não, chapação. A chapação é que lhe dá sabedoria".

"'Chapação'? O que é isso?" — Às vezes, ele usava palavras bem estranhas.

"O que significa a 'chapação'? Ela me traz uma 'chabedoria', ou seja, beber o 'chá' é 'saber' do mundo".

No seu vocabulário, "chá" e "saber" foram justapostos para formar a sabedoria. Utilizaremos um neologismo, a "chabedoria" para essa forma única de conhecimento fito-filosófico.

"Existem aproximadamente três tipos de 'chapação': (1) a opióide, (2) a catecólica e (3) a indólica. Durante nossa vida como ser humano não conseguimos viver a não ser estando chapado de alguma coisa. O centro de detenção não é um lugar fora da sociedade, mas em vez disso, é um microcosmo da mesma. Neste ambiente hostil, a luta de estratégias adaptativas será testada. Os neandertais foram extintos durante o período glacial, mas os Homo sapiens lutaram e sobreviveram. Usando adequadamente os três tipos de 'chapação', eles desenvolveram estratégias adequadas de sobrevivência".

Em uma tarde nublada, quando seu período de detenção entrou no segundo mês, a noiva deu-lhe o livro *Silêncio* de Shūsaku Endō, um romance baseado no "cristão infiltrado", no período de Edo no Japão.

Em 1549, Manuel da Nóbrega, um monge jesuíta enviado de Portugal para pregar o Evangelho, desembarcou nas terras de Tupi, Salvador do Brasil (cf. UETA, 2019). E no mesmo ano, no outro lado do globo, Francis Xavier desembarcou em Kagoshima, Japão.

Os ilhéus do Extremo Oriente mostraram grande interesse nas palavras do Deus e começaram a estudar com entusiasmo. Xavier admirou-se que os povos das ilhas eram bons, educados e o melhores dos pagãos com quem ele já travou conhecimento. Ele mandou relatos ao seu país natal, Portugal, em que dizia que os japoneses deviam ser bons cristãos.

No entanto, o shōgun entendeu que os missionários cristãos seriam um disfarce de Portugal para colonizar o Japão. Os samurais empunharam suas espadas, suprimiram completamente os povos devotos de "kirishitan (palavra que significa 'cristão' e simultaneamente 'quem deveria ser morto pela espada [切支丹]')", e deportaram os ocidentais do país. Eventualmente, o xogunato estabeleceu o regime de isolamento.

Mas a violência não pôde apagar a luz da fé: *"bem-aventurados os que sofrem perseguição por causa da justiça, porque deles é o reino dos céus"*.

"O que você achou disso depois de ler o livro?".

"Eles não eram nada saudáveis".

Ele concluiu facilmente em curtas palavras.

"O senhor Marx disse: 'a religião é o ópio do povo' (MARX, 1843, p. 9). *A morfina isolada do ópio é um opióide, ou um analgésico. Em 1975, uma morfina endógena, ou endorfina, foi descoberta no cérebro do porco. Mais tarde, muitas outras substâncias que agiam como psicoativos foram descobertas dentro de seu próprio cérebro humano. Assim também o DMT. Quando o humano sente dor, a β-endorfina é secretada no cérebro para a neutralização. Quanto mais dói, mais β-endorfina será secretada, e eventualmente a dor mesma poderá se transformar em prazer. Este seria o mecanismo cerebral do masoquismo. Isso é uma 'chapação de opioides'. Eu defini esse tipo de luta como a 'rota 1'. Em opioides, há tolerância e dependência física ao mesmo tempo. Por isso, não é saudável"*.

Aoi estudou biologia na universidade, mas não possui nenhuma educação formal em filosofia ou pensamento social. Ainda assim, a interpretação sobre a crítica materialista à religião pelo Marx por meio do mecanismo de ação da morfina endógena é uma hipótese solitária dele como um geek biológico.

Ele disse que estava escrevendo um livro chamado *Chapado na Prisão* como uma sequência do *Chapado com Ervas Daninhas*. Ele mostrou-me uma tabela escrita à mão rabiscada em um caderno com letras que pareciam as de um aluno do ensino fundamental. Eu resumi sua tabela no Quadro 1 a seguir:

Quadro 1 – Ordem conceptual da "*chábedoria*" do réu Aoi

[chapação]	opióide	catecolamínica	indólica
neurotransmissor	endorfina	dopamina noradrenalina	serotonina DMT
droga psicoativa	opioide	psicoestimulante	psicodélico
dependência	dependência física	dependência psicológica	—
tolerância	tolerância	tolerância	tolerância reversa
religião	cristianismo[53]	capitalismo	budismo
desejo	abstinência	desejo	meditação
dominação	subordinação	dominação	—
rota	rota 1	rota 2	rota 3
aspecto do amor	—	amplo	amor
senha	(se fecha em si mesmo)	faça!	convive consigo!

Fonte: criado pelo autor por meio da entrevista com o informante

Trata-se de uma esquematização excessiva. Em sua visão de mundo, todos os pensamentos e ações humanas foram reduzidos a variações quantitativas dos neurotransmissores.

Eu perguntei: "*Então, o cristianismo também é uma das drogas causadoras de dependência?*". E Aoi respondeu co seguinte:

"*É, particularmente, o cristianismo depois de transformado em uma religião como um dispositivo para gestão social pelo estado. Quanto mais forte o inimigo, maior a chapação opioide. 'Quão maravilhosos e grandes somos nós, que estamos sendo perseguidos, resistindo e ainda oprimidos por um inimigo tão forte'. Este é um sentimento conveniente para o lado da dominação. É um ambiente adequado para o crescimento da teoria da conspiração. Tal prática própria é preciosa, mas sua saúde física ficará comprometida*". Ele continuou assim:

"*Pela definição da OMS, a saúde é um equilíbrio dinâmico dos quatro elementos: físico, mental, social e espiritual. Se você perder pelo menos um, não será capaz de lutar. Isto é um ponto fraco da 'rota 1'. A 'chapação catecólica' evoluiu*

---

[53] Como Aoi mencionou, o "cristianismo" daqui apenas se refere ao que foi transformado em um dispositivo de gestão social pelo estado.

com a 'opioide'. Eu defini esse tipo de luta como 'rota 2'. Em outras palavras, 'A Ética do Protestantismo e o Espírito do Capitalismo' do seu Max Weber é um exemplo típico".

A espiritualidade do pensamento cristão, que foi aprimorada pelo encontro com o platonismo na Grécia, já fora esvaziada na Alemanha no século 19. De acordo com o relato weberiano, o capitalismo nasceu dentro de tal ecologia mental. A ética católica foi apoiada pelo "ascetismo de rejeição ao mundo (weltablehnende Askese)" baseando-se na vida monástica. Do contrário, a ética protestante, secularizada e contrária à santificação do mosteiro, foi o "ascetismo do mundo interior (innerweltliche Askese)". O trabalho ascético produziu acumulação, que se desenvolveu ainda mais o capitalismo" (WEBER, [1905] 1989).

No Japão, a maioria das pessoas que vivem em centros de detenção é membro da máfia chamada de "yakuza". Eles são financiados exclusivamente pelo comércio ilegal de metanfetamina (droga estimulante). Aparentemente, a promotora confundiu Aoi com um traficante de metanfetaminas. Sobre esse ponto, Aoi contou como seguinte:

"Os yakuzas estão adaptados à vida na prisão por meio da rota 2: uma luta pela chapação catecólica. Foi a segunda estratégia de adaptação do Homo sapiens para sobreviver à era glacial. Os yakuzas tem ódio da sociedade, cometem crimes, são detidos, novamente sentem ódio por serem detidos e sobrevivem utilizando tal emoção como pulsão fundamental. Eles não são antissociais, mas são 'hiper-adaptados' à sociedade capitalista. Eles lutam com o ódio da noradrenalina como força motriz e ficam chapados com a dopamina vitoriosa. Se perdem a luta, eles caem na chapação opioide. Depois de perder muitas vezes, eles injetam em seus braços estimulantes para suplementar as catecolaminas. Em outras palavras, as rotas 1 e 2 são um conjunto. Se caírem nesta espiral da dependência, eles não podem escapar da cena da vitória ou derrota. Eles podem obter satisfação com isso, mas não felicidade".

No século 19, o Japão sob o domínio do xogunato, não aguentou a pressão das superpotências ocidentais e aboliu o regime de isolamento. Após a Restauração Meiji, com um slogan de "sair da Ásia e entrar na Europa", o Japão se desenvolveu rapidamente em um império industrializado, com o exército fortalecido. No ano de 1888, Nagayoshi Nagai, o farmacologista japonês, conseguiu isolar a efedrina da *Ephedra sinica* (maō [麻黄]), que foi utilizada como um dos remédios tônicos fitoterápicos chineses, e após, a metanfetamina foi sintetizada quimicamente com base nesse componente. O produto foi lançado com o nome comercial de "philopon (ヒロポン)",

que advém da palavra grega "philoponos" que significa "amar ao trabalho". O produto é também chamado de "speed", assim o espírito do capitalismo se acelera para sempre.

Os japoneses, segundo Aoi, que se enveredaram na chapação catecólica por meio da droga do "amor ao trabalho", construíram um império forte, expandiram seus territórios, lutaram contra a civilização ocidental que eles próprios imitaram, e finalmente foram derrotados na 2ª Guerra Mundial. Depois da guerra, a metanfetamina, que era controlada pelo estado, foi popularizada ilegalmente. Com sua diligência extraordinária, os japoneses transformaram seu país em um dos países mais prósperos e seguros do mundo. O réu Aoi nasceu em 1986, quando a afluência da economia japonesa culminou e, ao mesmo tempo, o crescimento começou a diminuir. Coincidentemente, foi no mesmo ano em que eu entrei na Universidade de Kyoto para estudar biologia.

Por meio da "chapação catecólica", os japoneses se esforçaram, e fizeram avançar a tecnologia, e melhoraram a sociedade. Contudo, as pessoas estavam perdendo de vista o que havia de desafios adiante. Até hoje, muita gente tem gritado que a riqueza espiritual é mais importante do que a material. No entanto, no Japão onde os templos budistas se tornaram meros cadáveres desde o período de Edo, havia menos possibilidade para salvação espiritual do que as sociedades cristãs no Ocidente.

MEDITAÇÃO COMO CHAPAÇÃO INDÓLICA

Aoi contou assim: "*A comida no centro de detenção é chamada de 'kanben', o que significa o 'bentō' (comida na caixinha) feito pelo governo. Nessa comida, o alimento básico é uma mistura entre 70% de arroz e 30% de cevada. Isso tem um gosto muito mais suave do que o bento vendido em lojas de conveniência. Mesmo não sendo delicioso para mim, como eu o comia todos os dias, meus sentidos ficavam cada vez mais sensíveis e tornaram-me capaz de entender os sabores sutis de comida. Conforme me acostumei, minha vida no centro ficou mais fácil. Digo que ocorreu chapação indólica. Os alcalóides indólicos, como a serotonina, tem uma natureza de 'tolerância reversa'. Não posso beber o chá de ayahuasca aqui, mas minha glândula pineal agora já tem produzido DMT endógeno. Descobri que o 'zazen' (meditação sentada) que os monges fazem no templo é o mesmo que o treinamento de glândula pineal que eu desenvolvi. Portanto, acho que eu pertenço à escola Rinzai*".

A análise de Weber afirma que a base do pensamento cristão é a "abstinência" e, em contraste, a base das religiões indianas, incluindo o budismo, é a "meditação" (Kontemplation). Na análise, ele contrasta o "ascetismo de rejeição ao mundo" com "meditação escapista do mundo (weltflüchtige Kontemplation)" (WEBER, [1921] 1976).

De acordo com "chábedoria", a "meditação" é uma forma da "chapação indólica". Esse modo de chapação tem a tolerância reversa. Em outras palavras, quanto mais DMT se ingerir, mais DMT endógeno é secretado e, eventualmente, não se precisará de uma fonte externa de DMT. Quando se pratica o ascetismo, a morfina endógena é secretada para aliviar a dor, mas eventualmente, o corpo torna-se resistente a ela. Ao contrário, quando se pratica a meditação, o DMT endógeno é secretado, e o corpo desenvolve tolerância reversa a ela. Enquanto Friedrich Nietzsche criticou o cristianismo alemão do século 19 como o "desprezador de corpo (Verächter des Leibes)" (NIETZSCHE, [1885] 1983). No outro trabalho, ele apontou que o budismo não é uma religião, mas é um tipo de método de cura (NIETZSCHE, [1888] 1965).

O que despertou os europeus da "chapação opioide" como ópio ou álcool foi a cafeína contida no chá de Camellia sinensis e no café e a cocaína contida na Erythroxylum coca, que foram importadas das colônias. Essas substâncias trouxeram a "chapação catecólica".

A ephedra tem sido usada como um medicamento fitoterápico na China, o país de origem do chá (*Camellia sinensis*). Por outro lado, na Índia, diz-se que os arianos do período védico puderam aproximar-se da verdade absoluta pela ingestão de uma erva medicinal chamada de "*soma*", todavia hoje não está claro ainda quais seriam seus ingredientes. Uma hipótese é que ela seria um tipo de cogumelo contendo uma substância psicodélica. Mas no "Rigue Veda", há uma descrição de que ela foi uma "planta fibrosa" (TSUJI, 1970). Então a outra hipótese que se presume que ela seria a "ephedra" também é influente.

Dessa maneira, os fatos históricos sobre a utilização da chapação catecolamínica são confirmados em várias partes da Ásia. De todo modo, curiosamente, parece que as religiões indianas pararam de precisar das drogas psicoativas, até mais tarde na época dos Upanixades. Porque eles conseguiram estabelecer, por meio da meditação, uma técnica para acessar a "chapação indólica" pela serotonina ou DMT endógena.

Em tempos posteriores, uma reavaliação da chapação indólica foi realizada não no Japão, onde o budismo foi esvaziado, mas nas sociedades ocidentais. Em suma, vários movimentos relacionados ocorreram da seguinte maneira: a síntese de LSD (um psicodélico indólico) por Albert Hofmann, o aprofundamento de interesse nas culturas americanas nativas, e o avanço de pesquisas em ervas medicinais incluindo psilocibina ou DMT. Até que na década de 1960, esses movimentos levaram ao desenvolvimento de contraculturas como o psicodélico e o hippie. No entanto, quando a "Convenção Única sobre Entorpecente", que foi ratificada em 1961, revisou a "Convenção sobre as Substâncias Psicotrópicas" em 1971, a maioria dos psicodélicos foi regulamentada como substância "Ficha I", tornando-se proibida juntamente com a heroína e a cannabis.

A contracultura nesse período foi contra as conquistas da geração anterior. Eles usaram a chapação catecólica para a negação, mas não para a criação. Eles projetaram as raivas, que existiam dentro deles, para a sociedade ao redor.

O castigo da liberdade/escapar à liberdade

Em *Crítica da Filosofia do Direito de Hegel*, Marx mencionou a Reforma de Lutero e a descreveu da seguinte maneira: "[ele] venceu efetivamente a servidão pela devoção porque a substituiu pela servidão da convicção. Acabou com a fé na autoridade porque restaurou a autoridade da fé" (MARX, [1843] 2015, p. 6).

Foucault apontou em *História da Loucura* (FOUCAULT, 1961) que os hospitais psiquiátricos ocidentais modernos se originaram em mosteiros. O mosteiro aqui é uma instituição católica. Lembre-se de que o protestantismo foi uma reforma do catolicismo. Além disso, é bem conhecido o que ele destacou em *Vigiar e Punir* (FOUCAULT, 1975), que a dominação moderna transformou a "punição" em "tratamento". Em outras palavras, este assumiu uma transformação que vai do exercício externo de "poder" soberano aos sujeitos à "governança", que conduz a uma interioridade dos sujeitos que devem se disciplinar. Isso significa que, embora as pessoas tenham a ilusão de desfrutar de uma vida livre, a realidade é que elas são dominadas pelos panópticos internalizados.

"Eu perco força muscular durante o tempo que fico no centro de detenção".

"Você sente falta de exercícios?".

"Certos músculos caem. Principalmente o músculo da autodeterminação cai".

"Autodeterminação?".

"É um músculo. Quando fui libertado sob fiança uma vez, eu sabia disso. Apenas kanben deve ser a comida no centro de detenção, mas no mundo exterior,

eu posso decidir o que comer. Ali, eu tive a liberdade de escolher qualquer refeição como carne assada, chocolate, cerveja etc. Imediatamente, após ser libertado sob fiança, fui a um restaurante familiar e comi pizza. Eu tive dor de cabeça".

"A sua dor de cabeça crônica voltou?".

"Comer no restaurante estava estimulante demais, porque eu desenvolvi tolerância reversa durante a detenção. A vida no 'shaba[54]*' é divertida, mas a vida na prisão é fácil. O kanben não é gostoso, mas é mais fácil. Porque eu não preciso pensar o que comer todos os dias, ao contrário da vida no shaba. Aqui, a gente acorda ou almoça em um horário determinado. Não tem que pensar por si mesmo".*

"Mas você foi libertado sob fiança e preso mais uma vez".

"Voltei ao centro de detenção e pude encontrar a promotora novamente. Enquanto eu a saudei acenando com a minha mão e dizendo que 'prazer te ver de novo', ela parecia não entender por que eu estava tão feliz".

"É estranho que você pareça estar se divertindo por ser preso novamente".

"Então eu lhe disse que: 'dentro da prisão, as pessoas recebem a punição de não liberdade, mas fora disso eles também recebem a outra punição de liberdade (cf. SARTRE, [1946] 1996). Por isso, para escapar da sentença de liberdade (cf. FROMM, [1941] 1952), eles criam suas próprias prisões em que se confinam dentro delas. Neste sentido, o budista considera esse mundo mundano como o 'shaba[55]*'. Então, existe mais uma prisão fora da prisão".*

Uma promotora jovem, que queria reabilitar um jovem delinquente supostamente envolvido com tráfico e uso de drogas, ficou sem palavras por conta dessa declaração coerente do criminoso inteligente.

"Mas eu admiro a senhora promotora. Na prisão, ela sempre cuidou da minha saúde. Eu respeito todas as coisas que fazem parte da minha vida. As pessoas relacionadas a minha prisão também foram aquelas que mantiveram a paz ao meu redor, mesmo se eles apenas executassem suas tarefas próprias de acordo com seus chefes. Obrigado pelos seus trabalhos árduos".

Ele usa repetidamente a palavra "gratidão". Ele pôde crescer e viver sem nenhuma inconveniência por causa do povo japonês, especialmente os de uma geração atrás que criaram e mantiveram uma sociedade próspera por meio da "chapação catecolamínica".

---

[54] É uma gíria japonesa que significa "o mundo exterior à prisão", derivada da concepção budista de *"sahāloka"* em sânscrito que significa "o lugar cheio de sofrimento".

[55] Neste caso, Aoi indicou a significação original da concepção: o lugar cheio de sofrimento.

Chapação que cura Chapação

"As culturas indígenas na América do Sul devem ser compreendidas pela oposição binária da andina/amazônica. Os Quéchuas dos Andes, por um lado, são tão rígidos e honestos, assim eles usam 'não minta, não roube, não seja preguiçoso (ama sua, ama llulla, ama quella)' como uma saudação entre eles. Considera-se que a prosperidade do Império Inca, antes da invasão do Conquistador no século 15, ultrapassou a situação da Europa Ocidental na mesma época. Tomando a cocaína como componente ativo da erva de coca, os povos indígenas dos Andes construíram um império da 'chapação catecólica'".

Por outro lado, tomando o chá de ayahuasca contendo DMT, os povos indígenas da Amazônia desenvolveram a "democracia espiritual" (cf. HARNER, 1984) pela "chapação indólica" e construíram uma "sociedade contra o estado" (CLASTRE [1972] 1989). Em outras palavras, a partir da luta pela chapação indólica (rota 3), eles ativamente mantêm e desenvolvem sua civilização. No Brasil, no início do século 20, ocorreu um contato entre o catolicismo e o chá de ayahuasca de várias formas por meio de colonos. Não preciso aqui entrar em detalhes sobre a origem e o desenvolvimento do Santo Daime ou a UDV.

É uma hipótese que, no início, essas novas religiões ayahuasqueiras foram desenvolvidas como movimentos por emancipação da peonagem entre os seringueiros amazônicos, por um lado. Por outro lado, essas religiões apresentam uma tendência de se permear entre a classe média. Há uma correlação entre essa tendência e o que o Brasil tem desenvolvido em relação a sua economia, que cresceu rapidamente desde 1970 e tornou o país líder do Brics. Em outras palavras, beber o chá de ayahuasca se transformou em uma contracultura crescente contra o capitalismo e foi assimilado entre a classe média novamente formada. Os crentes do Santo Daime nas metrópoles como São Paulo e Curitiba estão absorvendo ativamente as ideias das religiões indígenas. É um fato muito interessante que dentro do cristianismo, que foi esvaziado pela secularização, alguns grupos tenham ramificado e estejam caminhando para a "meditação" como movimento para recuperar a "sacramentalidade".

O cristianismo, que historicamente foi distorcido para a conveniência dos governantes, modificou os povos por meio da "chapação opioide". Enquanto o capitalismo acelerou a exploração dos povos por meio da "chapação catecolamínica". Ambos foram um processo bilateral de modernização. Não é difícil achar sua resposta social na forma de sintomas psíquicos. Por exemplo, a depressão melancólica típica cresceu até tornar-se a doença nacional da Alemanha e do Japão (cf. UTSUMI, 2012), especialmente após a 2ª Guerra Mundial. Hoje, os psicodélicos indólicos, como DMT, estão sendo diligentemente pesquisados como uma bala de prata contra não apenas a depressão melancólica mas também a dependência de drogas como cocaína ou álcool.

O que significa que algumas drogas curarão a dependência a outras drogas?

A "chapação indólica" permite ao humano despertar de ambas "chapações", as "opioides" ou as "catecólicas".

Mais paradoxalmente, a "chapação indólica" tem a tolerância reversa: quanto mais se fica chapado, mais se acorda de outras chapações. Isto é o que eu ouvi do réu Aoi como uma "chábedoria".

REFERÊNCIAS

AOI, Garasu. Hitori no hattatsu-shōgai-ji ga kenjō e no michi o akiramete, tensai ni itaru michi o sentaku suru hanashi 1 (Uma história sobre uma criança com deficiência de desenvolvimento que desistiu do caminho à normalidade e escolheu o caminho de ser gênio). **Stories JP,** n.d. Disponível em: https://storys.jp/story/24344. Acesso em: 5 ago. 2021.

AOI, Garasu. "Kemuri asobi" to "kemuri gusuri" ni tsuite (Sobre "jogo de fumaça" e "remédio de fumaça"). **Aoi no ikumen nikki (Diário do Aoi cuidando crianças)**, 2014. Disponível em: http://garassan.blog.fc2.com/blog-entry-80.html. Acesso em: 5 ago. 2021.

AOI, Garasu. **Zassō de you**: hito yori stress ga tamarigati na boku ga kenkyū shita kyūkyoku no stress kaishōhō (**Chapando pelas ervas daninhas**: o método definitivo para alívio de estresse que foi pesquisado pelo eu com uma tendência de ficar mais estressado do que outros). Tokyo: Saizusha, 2019.

AOI, Garasu. **Arugamama ni you (Chapando como é)**. Tokyo: Bio Magazine, 2022a.

AOI, Garasu. **Gokuchū de you**: taiho to iu hi-nichijō ga motarasu ishiki henyō to yukai na ryūchijo seikatsu (**Chapando na prisão**: alteração de consciência provocada pelo aprisionamento como extraordinariedade e a vida alegra no centro de detenção). Tokyo: Saizusha, 2022b.

CLASTRES, Pierre [1972]. **Kokka ni kōsuru shakai**: seiji jinruigaku teki kenkyū (**A sociedade contra o estado**: pesquisas de antropologia política). Versão japonesa traduzida por WATANABE, Kōzō. Tokyo: Suiseisha, 1989.

FOUCAULT, Michel [1961]. **Kyōki no rekishi (História da loucura)**. Versão japonesa traduzida por TANUMA, Hajime. Tokyo: Shinchōsha, 1975.

FOUCAULT, Michel [1975]. **Kangoku no tanjō**: kanshi to shobatsu (**Vigiar e punir**: nascimento da prisão). Versão japonesa traduzida por TANUMA, Hajime. Tokyo: Shinchōsha, 1977.

FROMM, Erich S. [1941]. **Jiyū kara no tōsō (O medo à liberdade)**. Versão japonesa traduzida por HIDAKA, Rokurō. Tokyo: Sōgensha, 1952.

GEERTZ, Clifford. **The interpretation of cultures**. New York: Basic Books, 1973.

GOFFMAN, Erving. **Asylums**: essays on the social situation of mental patients and other inmates. New York: Doubleday, 1961.

HARNER, Michael J. **The Jivaro**: people of the sacred waterfalls. Berkley: University of California Press, 1984.

HEIDEGGER, Martin [1927]. **Sonzai to jikan (Ser e tempo)**. Versão japonesa traduzida por TAKAHASHI, Tamaki. Tokyo: Sakuhinsha, 2013.

HIRUKAWA, Tatsu. **Higan no jikan**: "ishiki" no jinruigaku (**Tempo de pāram [outra margem transcendida]**: antropologia de "consciência"). Tokyo: Shunjūsha, 2002. Disponível em: https://hirukawalaboratory.hatenablog.jp/entry/2018/04/01/124849. Acesso em: 5 ago. 2021.

HIRUKAWA, Tatsu. **Seishin no seiza**: nai-uchūhikōshi no meisōroku (**Constelação de espírito**: relatos de um psiconauta à deriva). Sendai: Samgha, 2011.

HUSSERL, Edmund [1913]. **Ideen**: junsui genshogaku to genshōgaku teki tetsugaku no tame no shokoōsō 1-1 (**Ideias para uma fenomenologia pura e para uma filosofia fenomenológica 1-1**). Versão japonesa traduzida por WATANABE, Jirō. Tokyo: Misuzu Shobō, 1979.

HUSSERL, Edmund [1936]. **Yōroppa shogaku no kiki to chōetsuron teki genshōgaku (A crise das ciências europeias e a fenomenologia transcendental)**. Versão japonesa traduzida por HOSOYA, Tsuneo; KIDA, Gen. Tokyo: Chūōkōron Shinsha, 1995.

JAMES, William. **Writings 1902-1910**: the varieties of religious experience / pragmatism / a pluralistic universe / the meaning of truth / some problems of philosophy / essays. New York: Library of America, 1988.

MARX, Karl [1843]. Crítica da filosofia do direito de Hegel. In: PARTIDO COMU-NISTA BRASILEIRO (ed.). **Clássicos do Marxismo,** 2015. Disponível em: https://pcb.org.br/portal/docs/criticafilosofia.pdf. Acesso em: 5 ago. 2021.

NIETZSCHE, Friedrich W. [1885]. Zaratustra wa kō katatta (Zaratustra falou assim). In: SHIMADA, Muneto (ed.). **Nietzsche zenshū II-1 (Obras completas de Nietzsche II-1)**. Tokyo: Hakusuisha, 1983.

NIETZSCHE, Friedrich W. [1888]. Han-kirisutosha (Anticristo). In: HARA, Tasuku (ed.). **Nietzsche zenshū vol. 13**: han-kirisutosha, hoka **(Obras completas de Nietzsche vol. 13**: Anticristo etc.). Tokyo: Risōsha, 1965.

NIKONIKOPEDIA. **Muteki no hito (Pessoa invencível)**, n.d. Disponível em: https://dic.nicovideo.jp/a/%E7%84%A1%E6%95%B5%E3%81%AE%E4%BA%BA. Acesso em: 5 ago. 2021.

NISHIDA, Kitarō [1911]. **Zen no kenkyū (A pesquisa da bondade)**. Tokyo: Iwanami Shoten, 1979.

SARTRE, Jean-Paul [1946]. **Jitsuzonshugi to wa nani ka (O existencialismo é um humanismo)**. Versão japonesa traduzida por MATSUNAMI, Shinzaburō. Tokyo: Jinbun Shoin, 1996.

TSUJI, Naoshirō. **Rig Veda sanka (Os hinos de Regueveda)**. Tokyo: Iwanami Shoten, 1970.

UETA, Megumi. Kirisutokyō no Tupi go yaku to shāman ni yoru saikaishaku: 16 seiki Brazil no jirei kara. (Tradução de cristianismo à língua Tupi e sua reinterpretação pelo xamã: tomando o Brasil no século 16 como o estudo de caso). **Sokendai Review of Cultural and Social Studies**, v. 15, p. 65-85, 2019.

UTSUMI, Takeshi. **Samayoeru jiko**: post-modern no seishin byōri (**O ego errante**: psicopatologia pós-moderna). Tokyo: Chikuma Shoten, 2012.

WEBER, Max [1905]. **Protestantism no rinri to shihonshugi no seishin (A ética do protestantismo e o espírito do capitalismo)**. Versão japonesa traduzida por ŌTSUKA, Hisao. Tokyo: Iwanami Shoten, 1989.

WEBER, Max [1921]. **Shūkyō shakaigaku (Sociologia da religião)**. Versão japonesa traduzida por MUTŌ Kazuo *et al*. Tokyo: Sōbunsha, 1976.

CAPÍTULO 6

MITOS COLETIVOS, NARRATIVAS INDIVIDUAIS: OBSERVAÇÕES ANTROPOLÓGICAS SOBRE O SANTO DAIME NA BAIXADA CUIABANA

Ana Carolina Magalhães Rocha
Flávia Carolina da Costa

Considerações iniciais

Iniciamos este texto explicitando que seu título faz clara referência a um artigo de Sônia Maluf, publicado na *Mana* – Revista de Antropologia do Museu Nacional, em 2005[56]. No artigo em questão, Maluf desenvolve uma análise muito acertada para aquele momento, entre o fim dos anos 1990 e o início dos anos 2000, sobre o crescimento das novas formas de espiritualidade, sobretudo nos centros urbanos, combinadas a práticas terapêuticas que, dentre outras abordagens, concretizavam-se também por meio do Santo Daime. Naquele contexto, práticas e técnicas como meditação, florais de Bach, terapias de vidas passadas, entre outras, mesclavam-se com os saberes terapêuticos populares, assumindo um caráter espiritual e até religioso em busca da cura, ou do alívio do sofrimento para aqueles indivíduos que se encontravam em crise, fosse esta advinda de problemas de saúde física/fisiológica, ou mental/emocional.

A profundidade reflexiva da análise de Maluf nos inspira ainda nos dias de hoje, quando nos debruçamos sobre uma pesquisa de campo realizada em um espaço de vivências múltiplas, localizado na baixada cuiabana, no Centro-Oeste brasileiro. Além das observações relativas à espiritualidade entremeada aos processos individuais de cura (ou de busca pela cura), atrela-se também um novo elemento à conjuntura em que se desenvolve o presente texto: a perspectiva ecológica, entendida tanto no senso comum,

---

[56] Ver: MALUF, S. W. "Mitos coletivos, narrativas pessoais: cura ritual, trabalho terapêutico e emergência do sujeito nas culturas da 'Nova Era'". **Mana** (on-line), v. 11, n. 2, p. 499-528, 2005. Disponível em: https://doi.org/10.1590/S0104-93132005000200007. Acesso em: 6 ago. 2022.

quanto nas definições nativas como uma forma de se repensar o viver e as relações com o meio ambiente, a partir de uma conduta individual que visa atender a um apelo à "natureza", ao "natural".

Não entraremos no mérito do que esta referência à natureza nos suscita em termos teóricos, ao contrário disso, nos deteremos à forma como para os interlocutores desta pesquisa, a ideia de natureza desta pesquisa, a ideia de natureza se conecta a um ideal, quase sagrado, de renovação do espírito. Nesse sentido, além das observações de Maluf, tomaremos também como inspiração e amparo teórico a ideia desenvolvida por Steil e Carvalho (2014) acerca das "epistemologias ecológicas", entendidas como um exercício de compreensão das agências dos processos naturais:

> O adjetivo ecológico nos parece plausível na medida em que ele remete ao reposicionamento do humano numa rede de relações simétricas e reciprocamente determinadas. Neste sentido, as epistemologias ecológicas dão voz ao mundo, considerando a autonomia das coisas e da natureza em sua relação com o humano, sem recair nos determinismos culturalistas ou biológicos (p. 163).

Esclarecemos, ainda, que este texto se dedica a apresentar resultados parciais de uma pesquisa de mestrado sobre as intersecções entre a prática terapêutica proporcionada pelo Santo Daime e o cultivo de produtos orgânicos, tomados pelos interlocutores da pesquisa como forma de acesso à natureza e, consequentemente, ao ecológico. Ancoradas na etnografia como suporte teórico e metodológico, buscamos compreender como vivências múltiplas são agenciadas nesse referido espaço, aqui designado Pegada Nórdica[57], a partir da compreensão nativa de que a cura do espírito só pode ser alcançada por meio de um *corpo saudável*[58].

A ideia de um corpo saudável, da maneira como compreendem os interlocutores da pesquisa, aproxima-se de uma concepção corrente no senso comum: aquele que está adaptado a um estilo de vida considerado *saudável*, isto é, baseado em uma alimentação orgânica, ou agroecológica, adepto de atividades físicas regulares e de tratamentos medicinais não convencionais e alternativos. Se o aumento do número de experiências no campo terapêutico religioso tem se tornado cada dia mais evidente, acreditamos, como Maluf

---

[57] Faz-se necessário explicitar que Pegada Nórdica é um nome fictício, assim como todos os nomes próprios relatados neste texto.

[58] Termo nativo. Neste texto, termos nativos serão grafados em itálico e expressões do campo teórico, quando necessário, virão entre aspas.

(2005), que tal recorrência não se deva apenas à combinação entre técnicas e procedimentos diferentes, mas sim aos sentidos dados à experiência de cada sujeito que procura por esses espaços e vivências.

A Horta e o Daime

A Horta Pegada Nórdica vem há alguns anos despontando como um espaço de vivências múltiplas no contexto da baixada cuiabana, e já há algum tempo tem se esforçado por demarcar sua posição contrária à produção monocultora e favorável a uma produção variada e livre de agrotóxicos tão presente na região. Criada oficialmente em 2013, a história da Horta remonta outras trajetórias não apenas de comercialização de alimentos orgânicos, mas também vinculadas à prática daimista. Atualmente, o espaço onde a Horta está localizada congrega também a Igreja (para os rituais de Santo Daime) e um loteamento, que oferece residência a pessoas que busquem por um estilo de vida *menos acelerado* que o pressuposto nos grandes centros urbanos, mais coletivo e em contato com a *natureza*. Segundo os criadores do espaço, o uso do Santo Daime e a constituição da Igreja colaboram com a retomada de um estilo de vida *sustentável* e *orgânico*.

Partindo de expressões correntes no senso comum e bastante usuais entre os interlocutores da pesquisa, como *vida saudável* e *vida sustentável*, observamos como se conectavam a doutrina daimista, os adeptos da igreja, os moradores do loteamento e os consumidores da horta em uma grande rede de tensionamentos, cujos pilares eram as práticas alimentares e espirituais — noções também correntes no senso comum, mas problematizadas aqui à luz da pesquisa etnográfica e da teoria antropológica.

Localizada em uma área mais afastada da cidade, os interlocutores da pesquisa entendiam o local como sendo rural, porém esta é uma compreensão confusa, na medida em que a região é abastecida com boa infraestrutura pública, apesar das chácaras existentes ao redor. A dualidade entre o rural e o urbano engloba um conjunto de territórios nos quais se localizam os espaços naturais, o capital social e as atividades econômicas. O território tornou-se um elemento essencial na atividade produtiva, ou seja, a base física sobre a qual ocorrem as atividades de produção, troca e consumo (VELHO; KUSCHNIR, 2003).

O desenvolvimento da economia no meio rural tem tido um comportamento diferente do que no meio urbano, durante a segunda metade do século 20 a população rural manteve-se dispersa e relativamente estável com uma acentuada divisão em termos de qualidade de vida e acesso aos serviços públicos. Com a globalização, o desenvolvimento da vida econômica foi especialmente orientado para os espaço urbanos, mantendo a dicotomia das estruturas cidade-campo, urbano-rural. As cidades atuaram como foco de progresso e modernização, cuja característica essencial era a aglomeração territorial de serviços coletivos e processos industriais, tornando-se os agentes cruciais do desenvolvimento econômico.

Quando enfatizamos a questão da localidade da Horta[59] aqui no texto e destacamos este eixo *rural*, procuramos reproduzir a linguagem e os termos utilizados pelos moradores locais, participantes da igreja e frequentadores do espaço que, apesar de conscientes da pouca distância existente com o centro urbano e da boa estrutura local — que conta com água encanada, luz elétrica, internet e transporte coletivo —, constroem em seus discursos uma certa idealização do rural, sobretudo pelo fato de haver ali uma conservação maior de árvores, e também pela forma como o espaço era designado por eles mesmos como "Floresta de Juramidam"[60].

Este apelo à esfera simbólica nos remete às observações feitas por Magnani (2002, p. 24) acerca dos "circuitos neo-esotéricos", constituídos por aqueles que a despeito da correria pressuposta nos grandes centros urbanos, procuram por valores alternativos, novos paradigmas de conhecimento e desenvolvimento espiritual. Ainda de acordo com Magnani, o Neoxamanismo ou xamanismo urbano trata-se de práticas xamânicas (de comunicação com o mundo dos espíritos) que se relacionavam intimamente com as formas de transmissão do conhecimento das comunidades indígenas, e que hoje se integram aos circuitos mercantis neo-esotéricos, nos quais a magia é usada junto com receitas de autoaperfeiçoamento. Tais observações dialogam muito diretamente com o que vemos acontecendo com o Santo Daime atualmente, que se encontra inserido num campo religioso moderno, em que o cuidado de si leva adeptos a cerimônias e rituais com a ayahuasca, como um caminho para a saúde e o bem-estar físico, mental e espiritual (CARVALHO; STEIL, 2008).

O Santo Daime é uma religião sincrética fundada na década de 1930 no estado amazônico do Acre por Raimundo Irineu Serra, conhecido como

---

[59] Sempre que grafado com inicial maiúscula, Horta, o termo fará referência ao espaço Pegada Nórdica, com todos os seus equipamentos, isto é, a horta de orgânicos, a igreja daimista e o loteamento residencial.

[60] Jura é o Pai, Midam é o Filho — é o nome que as entidades divinas do Santo Daime deram ao indicador da doutrina.

Mestre Irineu. O Santo Daime incorpora elementos de várias tradições religiosas ou espirituais, incluindo o catolicismo popular, o espiritismo kardecista, o animismo africano e o xamanismo indígena sul-americano (FERNANDES, 2018), podendo incluir, ainda, o vegetalismo (REHEN, 2007).

As cerimônias geralmente duram várias horas e são realizadas sentadas em "concentração" silenciosa, ou cantadas coletivamente, dançando de acordo com passos simples na formação geométrica. A ayahuasca, conhecida como Daime dentro da prática, contém vários compostos psicoativos e é usada como parte da cerimônia (METZNER; CALLAWAY, 2002).

A ingestão de Daime pode induzir a um forte efeito emético que é adotado como purgação emocional e física. As igrejas do Santo Daime promovem *um estilo de vida saudável* em conformidade com o lema de Irineu de "harmonia, amor, verdade e justiça", além de outros valores doutrinários fundamentais como força, humildade, fraternidade e pureza de coração. A prática tornou-se um movimento mundial na década de 1990 (SANTOS *et al.*, 2007).

Caracterizado como um modo original e bastante recente do uso da ayahuasca, a bibliografia especializada define o Santo Daime como uma religião ayahuasqueira (LABATE *et al.*, 2008). A forma como a doutrina daimista é seguida, destaca uma ligação íntima com a natureza (MENDES; NÓBREGA, 2004), segundo recebeu Mestre Irineu da Virgem Mãe da Conceição em uma visão: "Ele viu a imagem de uma deusa: a Rainha da Floresta, que identificou como a Virgem da Conceição. A sabedoria ritual foi passada na forma de cantos, hinos, que norteiam os encontros sob o efeito da bebida" (BORGES, 2004, p. 7). Nessa visão, a divindade também identificada como "Rainha da Floresta" entregou a Irineu a missão de fundar a igreja guiada pela cerimônia do chá da ayahuasca, renomeada então como Daime. "Daime ou Santo Daime são termos que aludem tanto à bebida quanto ao conjunto de ensinamentos espirituais apreendidos dos Hinários 'recebidos' do mundo espiritual, considerados sua bíblia" (RABELO, 2013, p. 9).

Como resultado de uma série de visões enquanto passava oito dias em solidão na floresta, Mestre Irineu começou a realizar cerimônias espirituais usando ayahuasca. Muitas pessoas procuravam doentes, buscando curas que não podiam pagar ou não encontravam na prática médica padrão. Originalmente, os ensinamentos do Santo Daime não tinham base em texto escrito, pois os primeiros praticantes eram analfabetos, e aprendiam a prática de forma experiencial, por meio do canto de hinos inspirados, explorando os valores perenes de amor, harmonia e *força*[61], a partir de imagens poéticas e metafóricas. As coleções de hinos dos primeiros praticantes tornaram-se as obras sagradas da doutrina. Os primeiros hinos foram apresentados pelo Mestre Irineu na década de 1930, eventualmente crescendo lentamente para cerca de 130 hinos, denominados "O Cruzeiro". Os últimos hinos, do final dos anos 60, são considerados especialmente importantes (SANTOS *et al.*, 2007).

O próprio Irineu *recebeu* vários hinos a partir da ingestão do Daime e os passou aos seus seguidores como parte do ritual:

> Hoje, a música identificada como "do Daime", apresenta-se com seu "corpo sonoro" adensado/ampliado em relação ao modo como surgiu e foi primordialmente praticado: hino "recebido" por um indivíduo e cantado a capela por pequeno grupo em torno de uma mesa. Atualmente, em seus rituais mais característicos – os Hinários – ouvimos um conjunto de vozes masculinas e femininas cantando em uníssono, acompanhadas da batida do maracá (por todos os participantes) e de instrumentos musicais (predominantemente de cordas, geralmente amplificados). Todo esse conjunto movimenta-se em um bailado ou baile, organizado em fileiras, separadas por alas (masculina e feminina) dentro de um salão. Marcação rítmica e movimentação corporal, elementos igualmente musicais, se agregaram ao canto, tornando o tempo empregado neste fazer musical - cantar e bailar - o tempo ritual do Daime (RABELO, 2013, p. 10).

Segundo Rabelo (2013, p. 9), o Santo Daime foi a primeira religião fundada em centro urbano, levando em consideração suas influências de origem indígena.

A igreja daimista estudada durante o desenvolvimento da pesquisa etnográfica feita na Horta Pegada Nórdica e apresentada neste texto, originou-se partindo dos princípios da cura do Daime. Segundo Eduardo, um dos nossos principais interlocutores, seu pai chegou ao Daime porque estava procurando alguma coisa que resolvesse a dependência química do sobrinho dele (primo de Eduardo). Eduardo acredita que muita gente chega no Daime ou para si ou para algum parente que está na dependência química, depressão, ansiedade etc. Após a experiência de cura do primo de Eduardo, seu pai firmou seus passos na Doutrina Daimista. Segundo

---

[61] Termo nativo utilizado para os momentos equivalentes ao transe.

Assis e Labate (2014), a ayahuasca é conhecida por seus mitos curativos, ou até mesmo pelas viagens para dentro de si que a bebida proporciona: "Ela também o coloca na rota do 'turismo psicodélico' ou 'turismo xâmanico', despertando o interesse de pessoas que buscam estados alterados de consciência, terapias alternativas, povos distantes e viagens à natureza" (LABATE, 2011, p. 120).

A Igreja Daimista existente no espaço da Horta nasceu mediante um ajuntamento de pessoas que buscavam entender melhor os ensinamentos da ayahuasca. O pai de Eduardo, após muitas idas e vindas de cerimônias no Brasil, começou a fazer reuniões em sua própria casa, com seus amigos que também eram adeptos da bebida, e isso formou o grupo que inicialmente estruturava a igreja. Com o tempo, como esse local se tornara pequeno, o pai de Eduardo comprou o espaço já apresentado neste texto e que, posteriormente, tornou-se a Horta Pegada Nórdica.

Para Eduardo, sua missão, ao optar por uma vida mais *orgânica* e *ecológica*, teve início a partir do momento em que ele passou a participar das sessões de rituais do Daime, pois, de acordo com ele, o chá conduzia-o a querer ir na contramão de todos. Ele iniciou sua jornada no Daime ainda na adolescência, junto a um grupo de amigos próximos que praticava meditação. Essas pessoas foram os primeiros participantes da igreja e os parceiros de cerimônia na introdução de Eduardo no ritual. Já nos primeiros contatos com o Daime, ele entendeu que sua alimentação deveria mudar, assim como vários outros hábitos que o chá mostrou quando ele estava em transe, o que também é denominado como *força*. Para a Doutrina Daimista, o momento da *força* durante o ritual é o fio condutor de toda mudança, seja ela espiritual, interna ou externa, e para Eduardo isso despertou bem cedo.

O que influenciou diretamente Eduardo, segundo seu relato, foi o ensino da escola onde ele estudou, pautado na pedagogia Waldorf, que busca a integração do desenvolvimento espiritual, físico e intelectual da criança. Segundo Machado (2016, p. 16): "A criação da Pedagogia Waldorf deu-se a partir dos conceitos de sociedade estabelecidos por um movimento denominado de Antroposofia, uma espécie de filosofia, chamada por seus adeptos de Ciência Espiritual".

Para Eduardo, a vertente pedagógica utilizada em sua formação escolar somada a sua própria trajetória familiar, em que seu pai já se dedicava à Doutrina Daimista, contribuíram com o despertar de sua *sensibilidade ecológica*. Oliveira (2006, p. 150) diz que a educação desenvolvida na abordagem pedagógica Waldorf contém muitas concordâncias com a visão sistêmica do mundo e com uma formação compatível com os princípios da "ecologia profunda"[62].

Essa afirmação nos leva a entender o princípio para a afinidade de Eduardo com a natureza e com a religião em si. Quais seriam, então, os sentidos mais amplos dessa conexão, que resultaram no desenvolvimento da horta de orgânicos e, posteriormente, na empresa ligada à horta, tudo isso congregado em um único terreno? Seria a horta uma extensão do trabalho do Daime? Ou um espaço dentro do mercado para o sustento familiar?

Pensando em tais questões, retomamos Carvalho e Steil (2008) sobre a categoria do *cultivo de si*, em que os autores exploram como o indivíduo em sua busca para se reconectar com a natureza, adere a práticas de preocupação e cuidado com a natureza, com a saúde do corpo e com a educação ambiental, como um processo de sacralização da natureza e a "naturalização" do sagrado, apontando uma forma contemporânea de religiosidade:

> Assim, o Deus das religiões da transcendência, colocado fora do mundo, vai pouco a pouco dando lugar a um Deus no mundo, que aparece sob a forma de energias e vivências de tipo psíquico-místico, caracterizando o que tem sido denominado como religiões do self (CARVALHO; STEIL, 2008, p. 290).

A forma de experiência no campo religioso nos mostra que o indivíduo, em busca de uma forma de se reencontrar espiritualmente, conecta as vivências ecológicas ligadas à natureza, com a dimensão religiosa. E, nesse sentido, o caso da Horta Pegada Nórdica parecia exemplar.

Eduardo é o atual líder da Igreja Daimista local, ele e sua família residem no loteamento dentro do espaço, e junto com eles existem mais duas outras residências. Em uma das casas estão dois parentes próximos à família de Eduardo, na outra, atualmente reside um amigo de longa data da família.

Em uma de nossas conversas, Eduardo contou-me que as pessoas que são frequentadoras do centro religioso são também adeptas a uma alimentação mais orgânica e a medicinas alternativas, e seguem, portanto, um estilo de vida diferente, que para ele se trata de uma característica de

---

[62] O conceito de "ecologia profunda", ou *"deep ecology"*, foi criado pelo filósofo Arne Naess e considera que todos os elementos vivos da natureza devem ser respeitados e o equilíbrio da biosfera deve ser garantido. Para maiores detalhes sobre o conceito, ver: CAPRA, F. **A teia da vida**: uma nova compreensão científica dos sistemas vivos. Cultrix: São Paulo, 2006.

quem toma o Daime. Eduardo acredita que quem está no Daime é quem realmente deve estar, pois na religião daimista não se convida ninguém, como dizia o Mestre Irineu *"o Daime é para todos, mas nem todos são para o Daime"*.

Talvez esse ensinamento esteja de algum modo dissolvido entre os fiéis e seguidores do Daime, e por esse mesmo motivo tudo é muito restrito e reservado entre eles. Apesar de a igreja não ter a intenção de se fechar a especulações, ou pesquisas na área religiosa, esse foi um dos principais desafios durante a pesquisa de campo, pois parecia haver uma recusa em estabelecer um diálogo para fora daqueles presumidos pelas relações da igreja, o que gerava tensões.

Eduardo parecia ser, então, a única pessoa autorizada e disposta a conversar sobre a pesquisa iniciada ali no espaço da Horta e conforme os diálogos com ele eram aprofundados, mais tentávamos entender como funcionava esse processo de *mudança de dentro para fora* que o chá refletia nas pessoas que participavam dos rituais. Um ponto interessante e que conduziu por bastante tempo nossas observações era como se estabeleciam as relações daquelas pessoas para fora daquele espaço e quais seriam os reflexos que essas mudanças causaram para essas pessoas fora dali.

Foi em busca de entender os impactos do Daime na vida de pessoas que não moravam no espaço da Horta que chegamos em Vivi, uma estudante universitária muito envolvida com a militância estudantil e o teatro. Em uma entrevista, Vivi relatou que sua forma de ver a ayahuasca era como uma condutora que a levava à análise de si não apenas durante o estado alterado da consciência, como também cotidianamente.

Em nossa conversa, Vivi relatou que depois que começou a *consagrar* o chá, passou a enxergar algumas coisas de outra maneira. O chá a fez olhar para dentro de si, permitindo uma conexão mais profunda e, em suas palavras, *olhar as coisas como elas realmente são*, de forma que o modo de se relacionar passou a ser diferente. Ela passou a ver como ela poderia viver em uma sociedade *que joga em nome da ansiedade, do medo, do desgaste*. Para ela, todo esse processo é quase *revolucionário* e a ajudou a se curar de mágoas e a assumir a responsabilidade por suas escolhas.

Aos poucos, percebemos que, de modo geral, quase todos os interlocutores da pesquisa apresentavam um perfil muito parecido: quase todos eles tinham afinidades com o universo artístico e com as ciências humanas, mantinham um posicionamento político voltado à preservação do meio ambiente e eram sensíveis às questões do corpo, isto é, ao despertar de uma consciência espiritual, que exigia um cuidado com o corpo físico.

Esse cuidado se relacionava, por sua vez, à saúde e à alimentação e, como consequência, ao esforço de se abster de práticas consideradas prejudiciais ao corpo (como o consumo exagerado de bebidas alcoólicas, a ingestão de gorduras, frituras e doces etc.). Assim, aos poucos, os produtos orgânicos produzidos na Horta Pegada Nórdica pareciam servir como um alimento físico a uma conexão espiritual que se construía, vagarosamente, a partir do despertar de consciência que os rituais do Daime promoviam e esse movimento resultava em *uma busca por uma vida mais saudável.*

Saúde, cura, corpo e o Daime

Para Laplantine (1999), todas as sociedades têm "modelos etiológicos e terapêuticos" sujeitos a preconceitos, mais vividos do que pensados, nem sempre apresentados de forma ordenada, e que definem o normal e o patológico, bem como os procedimentos de tratamento de cura.

> [...] um modelo etiológico-terapêutico é uma matriz que consiste em certa combinação de relações de sentido, e que rege, muitas vezes a despeito dos atores sociais, soluções originais, diferentes e irredutíveis, para responder aos problema da doença" (LAPLANTINE, 1999, p. 46).

Nesse sentido, um estudo que se enquadre na Antropologia da Saúde, ou mesmo em uma Antropologia Médica, deve distinguir a "medicina oficial" de "medicamentos paralelos", que geralmente coexistem em modelos que podem ser antinômicos. É pertinente mencionar aqui que dentro da religião daimista há saberes, discursos e práticas manifestas sobre saúde, morbidade, cura e medicina. A noção de sacerdote é central e está ligada a todo o universo simbólico e às práticas do Santo Daime. Nessa cosmovisão religiosa, toda cura é espiritual (PELÁEZ, 1996), ou seja, a causa de todo mal-estar estaria baseada em origens espirituais e por isso a cura só pode ser alcançada tomando-se consciência dessa realidade.

Assim como em muitas religiões, para o Daime também existem dois planos — profano/sagrado, material/espiritual, visível/invisível — e o plano espiritual permeia e condiciona o plano material. Para a visão de mundo daimista, o espírito de uma pessoa passou por vidas anteriores e carrega um carma consigo, seu destino é tomar consciência disso para evoluir e se aperfeiçoar. Isso é chamado de *consciência divina.* A causa de uma doença pode ser o carma (consequência de suas ações em vidas anteriores); ou pode ter sua origem em eventos desta encarnação; ou ainda pode ser efeito da presença de *espíritos sofredores*, encarnados ou desencarnados. Nesse sentido, observa-se que nos encontramos com uma noção diferente do paradigma alopático hegemônico da doença, baseado na ideia de eliminação dos sintomas. No paradigma médico do Santo Daime, a cura implicaria a transformação de uma pessoa e um caminho de evolução espiritual, ou seja, a cura não é só, nem termina com a eliminação do sintoma.

Para Peláez (1996), os conceitos de saúde e salvação seriam equivalentes na religião do Santo Daime, acrescentando, a partir de uma perspectiva etimológica que enriquece a compreensão, que ambos os conceitos têm a mesma raiz latina: salus. Assim, pensamos a doença, a saúde e a cura na religião do Santo Daime como um subsistema médico nos termos propostos por Laplantine (1999).

A discussão sobre a relação entre xamanismo e Santo Daime é extensa, mas em geral estaríamos diante de fenômenos com grandes semelhanças e complementares, onde o segundo carrega muito do primeiro. Atualmente começamos a ver como o xamanismo amazônico tem se espalhado com a expansão do Santo Daime na bacia amazônica (tema para outra investigação). Contudo, apesar dos muitos elementos do xamanismo presentes de forma eclética na religião daimista, no que se refere à cura, optamos pela ideia de uma práxis xamânica nos termos de Groisman (1991), e não de uma cura xamânica, pois não há homem-médico que faça as curas dentro do Santo Daime.

Tanto a cura, quanto o diagnóstico, que em contextos xamânicos ficam a cargo do xamã, são decifrados e conduzidos pelos mesmos participantes dentro do Santo Daime. Conforme explica o paradigma da eficácia simbólica de Lévi-Strauss (1990), o paciente efetiva sua cura ao trazer para o plano da consciência um estado psicossomático que estava no inconsciente. Outra variável fundamental da noção de cura que existe na doutrina do Santo Daime, refere-se ao trabalho interior que a cura implica. Não se trata de tomar um remédio que elimine os sintomas, ou tomar ayahuasca muitas vezes. O elemento aqui presente é a autocorreção constante e diária de acordo com o aprendizado obtido nos rituais.

As mudanças trazidas pela cura de uma pessoa no Santo Daime relatadas durante as entrevistas envolvem também o ambiente físico ou corporal como local de vivência. Todos os sujeitos entrevistados dizem ter mudado a forma de sentir, pensar e habitar seu corpo. Vale ressaltar que para a visão de mundo daimista o corpo é entendido como um *dispositivo sagrado*, que é habitado pelo espírito, é o templo onde habita a substância sagrada e deve ser cuidado como tal.

Para Csordas (2008), este "dispositivo" (o corpo) pode ser habitado por outras entidades benignas e/ou malignas e é necessário que cada um o mantenha limpo e saudável para que o espírito nele possa funcionar adequadamente. A *cura espiritual* do Santo Daime sempre envolve uma transformação positiva do corpo junto com a mente e o espírito. Uma das maneiras pelas quais as *más entidades* e/ou *más energias* que estão causando o desconforto são removidas do corpo é por meio da purga ou *alívio* produzido pela ayahuasca que é consumida durante os rituais.

> O sujeito foi capaz de superar os medos que causavam seu desconforto, transmitidos em sua socialização precoce, visualizando-os e compreendendo-os à luz de um novo sistema de crenças e expelindo-os simbolicamente para fora de si por meio de expurgos durante os rituais. Acredito que o papel do expurgo consiste na somatização do processo de cura. Ou seja, as transformações que ocorrem no nível mental, durante um ritual de cura, abalam a relação corpo-mente que está sendo transformada, e o vômito resulta desse processo. Também opera em um sentido simbólico muito particular, torna mais "real" o processo de cura que é vivido na ordem interna (experiência), por pertencer à ordem física (corpo) (CSORDAS, 2008, p. 18-19).

Na perspectiva da comunidade daimista, o expurgo faz parte da *peia*, categoria que se refere aos *custos* ou *pagamentos* que a pessoa deve realizar para sua evolução espiritual. O corpo é considerado como "um agente e um lugar de intersecção tanto da ordem individual e psicológica como social" (CSORDAS, 2008, p. 31). Dessa forma, o mal-estar ou doença encontra-se no corpo-vivido, vinculado a essas dimensões.

Para Eliade (1998b), a noção corpo-casa-cosmos é um vestígio de religiões arcaicas espalhadas pelo mundo, ou seja, é um princípio universal encontrado em religiões em todo o mundo, em culturas variadas. "Vive-se no corpo da mesma forma que vive numa casa ou no cosmos que criou para si" (ELIADE, 1998b, p. 127). Essa noção teria desaparecido do cristianismo moderno devido à separação homem-natureza, típica da mentalidade que se constitui nas grandes cidades[63].

> Quanto ao cristianismo das sociedades industriais, especialmente a dos intelectuais, há muito perdeu os valores cósmicos que ainda possuía na Idade Média. [...] a sensibilidade religiosa

---

[63] E daí a importância para os interlocutores desta pesquisa de firmarem em seus discursos que a horta e seus equipamentos estão localizados na área rural, em contraposição a tudo que as cidades e o urbano significam.

> das populações urbanas foi significativamente empobrecida. A liturgia cósmica, o mistério da participação da natureza no drama cristológico, tornou-se inacessível para os cristãos residentes em uma cidade moderna (ELIADE, 1998b, p. 130).

Compreender e ressignificar os males e mazelas, que impedem o sujeito de levar uma vida boa, e vincular harmonicamente o plano mental e espiritual com o físico nos processos de cura, faz com que se desenvolva uma nova forma de viver e uma nova corporalidade, que passa pela mudança dos hábitos alimentares, cuidados e higiene. A percepção daimista do corpo propõe um corpo habitado por um espírito saudável que cuida de seu templo (corpo), para continuar com sua vida nesta encarnação. Como se percebe, a cura ritual é uma transformação na relação entre o corpo e o sentido, é a metamorfose de uma pessoa, não se trata apenas de eliminar ou remover algo. Essa nova noção de corpo que aflora do processo ritual de cura, permite-nos compreender a emergência do sentido na experiência sem considerá-la apenas subjetiva, mas como a emergência de significados culturais. O que então acontece com o sagrado a partir dessa perspectiva é que ele só pode ser acessado a partir do corpo e este, por sua vez, é a base existencial da cultura (CSORDAS, 2008, p. 145).

Considerações finais

A religião do Santo Daime possui uma marcada estrutura ritual e simbólica voltada para a produção da experiência mística. Vemos que no aspecto ritual tem uma estrutura que ordena e condiciona os corpos com esse objetivo. A experiência é conduzida com canções musicadas e leitura de hinários, assim como o uso de imagens, defumações, vestimentas; tudo está voltado para a produção da experiência sagrada, fundamento da cura religiosa. Dessa forma, constatamos que a religião (ritual e crenças) é o meio pelo qual o indivíduo se aproxima e vivencia a cura religiosa; apoia e orienta a transformação de sua vida, que, por sua vez, deve ser baseada na experiência sagrada, independentemente dos diferentes arranjos culturais.

O Santo Daime depende intrinsecamente das relações humanas que ocorrem dentro do culto. Esses mecanismos de relação podem ser observados por meio da socialização com os cânticos, danças, práticas que apregoam a pureza da alma, a valorização da Floresta (natureza) e a volta do homem ao seu habitat natural, afastando-se das influências do sistema capitalista. Todas essas vertentes incorporadas pelos praticantes durante os ritos na Igreja refletem na busca por uma alimentação saudável.

Os frequentadores da Igreja, por meio de seus ritos e doutrinas, compreendem que o Daime ajuda no processo de purificação da alma e, assim, alimentar-se de maneira saudável e cultivar alimentos orgânicos faz parte de todo um aspecto cultural que os frequentadores adotam. Esses hábitos de vida saudável reforçam seus laços de comunidade, pois eles plantam e consomem os alimentos da horta. Dentro da comunidade, pela convivência com seus pares, os daimistas acabam perpetuando a noção da natureza como uma visão de corpo do mundo. A busca do natural é um esforço do homem para se reconectar ao que é puro.

A Horta, grafada com inicial maiúscula, remete à espiritualidade como um bem maior buscado por todos aqueles que moram e/ou frequentam aquele espaço de vivências múltiplas. O conjunto composto pela Igreja, pelo loteamento e pela horta é múltiplo, é ritual, de moradia, de restauração do espírito. A Horta é uma conexão entre o sagrado e profano, a cura e a doença, o ecológico e o capitalismo, que visa reduzir os conflitos terrenos e estabelecer uma experiência de vida mais sensível. Ao tomar o Daime, os praticantes visam à purificação da alma e do corpo físico e, consequentemente, acabam por alterar tanto seus hábitos alimentares coletivos, quanto individuais. O espaço da Horta e a conexão com o divino e com a natureza apregoam que os participantes do Daime adotem uma alimentação mais saudável, sem ou pelo menos com menos agrotóxicos, optando por uma alimentação orgânica. Porém, como esse tipo de alimentação pode ser inacessível para alguns, a coletividade pressuposta na construção da horta de orgânicos apresenta-se como fundamental. E, assim, a horta não é apenas um hábito adotado pelos daimistas na busca pelo natural, ela pode vir a ser também uma forma de subsistência da comunidade.

Notamos também que os adeptos do Daime, até mesmo pela doutrina que seguem, parecem ter uma preocupação com a questão da sustentabilidade, pois foram vários os relatos sobre não jogar lixo no chão, plantar uma árvore e a importância do consumo consciente. Os interlocutores da pesquisa afirmaram ainda que a horta não era só uma fonte de obtenção de alimento saudável, era também um remédio, pois muitos buscavam ali as ervas medicinais para as suas enfermidades.

Observamos, por fim, que o corpo para eles é uma unidade fundamental de reconexão entre o conhecimento e o autoconhecimento, intermediado pelo Daime. Com essa noção, percebe-se que a maioria dos discursos dos participantes do Daime estão voltados para uma melhoria de dentro para fora, dando voz, mais uma vez, à ideia do *cultivo de si* como evidência da relação do homem com a natureza, que resulta na criação de um pensamento ecológico bastante difundido na comunidade daimista.

REFERÊNCIAS

ACOSTA, A. El Buen Vivir en el camino del post-desarrollo. Una lectura desde la constitución de Montecristi. **Policy Paper**, Fundación Friedrich Ebert, 9, oct. 2010.

ASSIS, G. L.; LABATE, B. C. Dos igarapés da Amazônia para o outro lado do Atlântico: a expansão e internacionalização do Santo Daime no contexto religioso global. **Religião & Sociedade**, v. 34, n. 2, p. 11-35, 2014.

BORGES, F. C. A comunicabilidade antropofágica do Santo Daime na Terra do Sol. **Logos**, v. 11, n. 2, p. 56-70, 2004.

CAPRA, F. **A teia da vida**: uma nova compreensão científica dos sistemas vivos. São Paulo: Cultrix, 2006.

CARVALHO, I. C. M.; STEIL, C. A. A sacralização da natureza e a 'naturalização' do sagrado: aportes teóricos para a compreensão dos entrecruzamentos entre saúde, ecologia e espiritualidade. **Ambiente & sociedade**, v. 11, n. 2, p. 289-305, 2008.

CSORDAS, T. **Corpo, sentido e cura**. Porto Alegre: Editora da UFRGS, 2008.

DURKHEIM, É. [1912]. **Las formas elementales de la vida religiosa**. Madrid: AKAL/Universitaria, 1982.

DURKHEIM, É. **Las formas elementales de la vida religiosa**. Ciudad de México: Colofón S.A., 1985.

DURKHEIM, É.; MAUSS, M. De ciertas formas primitivas de clasificación. *In*: MAUSS, M. **Lo sagrado y lo profano**. Obras II (13-73). Barcelona: Barral Editores, 1971.

ELIADE, M. **Tratado de historia de las religiones**. Madrid: Cristiandad, 1981.

ELIADE, M. **El chamanismo y las técnicas arcaicas del éxtasis**. México: Fondo de cultura econômica, 1998a.

ELIADE, M. **Lo sagrado y lo profano**. Barcelona: Paidós, 1998b.

ESCOBAR, A. O lugar da natureza e a natureza do lugar: globalização ou pós-desenvolvimento? *In*: LANDER, E. (org.). **A colonialidade do saber**. Eurocentrismo e ciências sociais. Perspectivas latino-americanas. Buenos Aires: Clacso, 2005. p. 133-168.

ESCOBAR, A. Latin America at a Crossroads: Alternative Modernizations, Post-liberalism, or Post-development? **Cultural Studies**, v. 24, n. 1, p. 1-65, jan. 2010.

FAVARETO, A. R. A Longa Evolução Da Relação Rural-Urbano: Para Além De Uma Abordagem Normativa Do Desenvolvimento Rural. **Ruris**, Campinas, v. 1, p. 157-92, n. 07, 2007.

FERNANDES, S. C. Xamanismo e neoxamanismo no circuito do consumo ritual das medicinas da floresta. **Horizontes Antropológicos**, n. 51, p. 289-314, 2018.

GREGANICH, J. O axé de Juramidam: a aliança entre o Santo Daime e a Umbanda. **Debates do NER**, Porto Alegre, v. 12, p. 77-106, 2011.

GROB, C. S. Farmacologia humana da hoasca: efeitos psicológicos. *In*: **O uso ritual da ayahuasca**. São Paulo: Mercado de Letras, 2002.

GROISMAN, A. **Eu venho da floresta**: Ecletismo y praxis xamanica daimista no Céu do Mapiá. Tese (Mestrado em Antropologia Social) – Universidade Federal de Santa Catarina, Florianópolis, 1991.

INGOLD, T. Pare, olhe, escute! Visão, audição e movimento humano. **Ponto Urbe** – Revista do núcleo de antropologia urbana da USP, n. 3, 2008.

LABBATE, B.; ARAUJO, W. **O uso ritual da ayahuasca**. São Paulo: Mercado das Letras, 2002.

LABATE, B. C.; PACHECO, G. The historical origins of Santo Daime: Academics, adepts, and ideology. In: LABATE, B.C. & JUNGERBELE, H. **The internationalization of ayahuasca**, Berlin, Münster, Vien, Zürich: LIT Verlag, 2011.

LAPLANTINE, F. **Antropología de la enfermedad**. Buenos Aires: Ediciones del Sol, 1999.

LA ROQUE COUTO, F. **Santos e Xamãs**. Dissertação (Mestrado em Antropologia Social) – Universidade de Brasília, Brasília, 1989.

LEACH, E. **Sistemas políticos de la Alta Birmania**. Barcelona: Anagrama, 1976.

LEITE, S. P. Ruralidades, enfoque territorial e políticas públicas diferenciadas para o desenvolvimento rural brasileiro: uma agenda perdida? **Estudos Sociedade e Agricultura**, v. 28, n. 1, p. 227-254, 2020.

LÉVI-STRAUSS, C. **Las estructuras elementales del parentesco**. Buenos Aires: Paidós, 1985.

LÉVI-STRAUSS, C. **Antropología Estructural**. Barcelona: Paidós, 1990.

LITTLE, P. E. Ecologia política como etnografia:um guia teórico e metodológico. **Horizontes antropológicos**, v. 12, n.2, p. 85-103, 2006.

LOVELOCK, J. **Gaia-cura para um planeta doente**. Editora Cultrix, 2007.

MAUSS, M. La noción de persona y la noción del yo. *In*: "**Sociología y Antropología**", Editorial La Pleyáde, Buenos Aires, 1971.

MACHADO, J. G. S. **Do grão ao pão**: significações do alimento na pedagogia Waldorf. Dissertação (Mestrado em Educação) – Programa de Pós-graduação em Educação, Universidade Federal do Ceará, Fortaleza, 2016.

MAGNANI, José Guilherme. **Mystica Urbe**: *um estudo antropológico sobre o circuito neo-esotérico na metrópole*, São Paulo, Studio Nobel, 1999.

MALUF, S. W. "Mitos coletivos, narrativas pessoais: cura ritual, trabalho terapêutico e emergência do sujeito nas culturas da 'Nova Era'". **Mana** (on-line), v. 11, n. 2, p. 499-528, 2005. Disponível em: https://doi.org/10.1590/S0104-93132005000200007. Acesso em: 12 jan. 2023.

MARTINS, P. M. Entre visível e invisível, para além do entendimento: o tema da natureza no último Merleau-Ponty. **Revista de Filosofia Aurora**, v. 22, n. 31, p. 469-482, 2010.

MARX, K. **O capital**: crítica da economia política. O processo de produção do capital. São Paulo: Nova Cultural, 1996. (Coleção Os Economistas, v. 1).

MENDES, M.; NÓBREGA, T. Corpo, natureza e cultura: contribuições para a educação. **Revista Brasileira de Educação**, v. 27, p. 125-137, 2004.

METZNER, R.; CALLAWAY, J. C. **Ayahuasca**: alucinógenos, consciência e o espírito da natureza. Rio de Janeiro: Gryphus, 2002.

MIGNOLO, W. **El pensamiento dês-colonial, desprendimiento y apertura**: un manifesto. Tristes Trópicos, 2005.

OLIVEIRA, F. **A relação entre homem e natureza na pedagogia de Waldorf**. 2006.

PEIRANO, M. **Rituais ontem e hoje**. São Paulo: Editora Schwarcz: Companhia das Letras, 2003.

PELÁEZ, M. C. **No mundo se cura tudo**. Interpretações sobre a cura espiritual no Santo Daime. Dissertação (Mestrado em Antropologia Social) – Universidade Federal de Santa Catarina (UFSC), Florianópolis, 1996.

RABELO, K. B. **Daime Música**: identidades, transformações e eficácia na música da Doutrina Daime. Tese (Mestrado em Música) – Universidade Federal de Minas Gerais, Escola de Música, Belo Horizonte, 2013.

REHEN, L. K. Receber não é compor: música e emoção na religião do Santo Daime. **Religião & Sociedade**, v. 27, n. 2, p. 181-212, dez. 2007.

ROCHA, M. A. C. **Entre o ecológico e a espiritualidade**: uma etnografia de um espaço de vivências múltiplas na baixada cuiabana. Dissertação (Mestrado em Antropologia Social) – Programa de Pós-Graduação em Antropologia Social, Universidade Federal de Mato Grosso, Cuiabá, 2022.

SANTOS, R. G.; LANDEIRA-FERNANDEZ, R. J.; STRASSMAN, V. V.; CRUZ, P. M. Effects of ayahuasca on psychometric measures of anxiety, panic-like and hopelessness in Santo Daime members. **Journal of ethnopharmacology**, v. 112, n. 3, p. 507-513, 2007.

SEGALEN, M. "**Ritos y Rituales Contemporáneos**". Madrid: Alianza Editorial, 1998.

SIQUEIRA, G. Tensão entre as racionalidades substantiva e instrumental: estudo de caso em uma ecovila no sul da Bahia. **Cadernos EBAPE. BR.**, v. 15, n. 4, p. 768-82, dez. 2017.

STEIL, C. A.; CARVALHO, I. C. M. Epistemologias ecológicas: delimitando um conceito. **Mana**, v. 20, n.1, p. 163-183, 2014.

VELHO, G.; KUSCHNIR, K. **Pesquisas urbanas**: desafios do trabalho antropológico. Rio de Janeiro: Zahar, 2003.

WEBER, M. Rasgos principales de las religiones mundiales. *In*: ROBERTSON, R. (Selecc.). **Sociología de la Religión**. México: F.C.E., 1980. p. 17-36.

ZELADA, V. **Adaptación Cultural de la Religión brasileña Santo Daime al contexto de Santiago de Chile**. Santiago: UAHC, 2015.

SOBRE OS AUTORES

Ana Carolina Magalhães Rocha

Possui graduação em Ciências Biológicas pela Universidade Federal de Mato Grosso (2018). Mestre em Antropologia pelo Programa de Pós-Graduação em Antropologia Social da Universidade Federal de Mato Grosso.

E-mail: ana_03rocha@hotmail.com

Orcid: 0000-0002-2381-0239

Dolores Aparecida Garcia

Professora no Centro Universitário de Várzea Grande (Univag). Possui doutorado em Estudos Literários pela Universidade Federal de Mato Grosso e pós-doutorado em Ensino pelo Instituto Federal de Educação, Ciência e Tecnologia de Mato Grosso.

E-mail: doloresgarcia.1411@gmail.com

Orcid: 0000-0002-6027-9627

Flávia Carolina da Costa

Graduada em Ciências Sociais (2006), mestra (2010) e doutora (2016) em Antropologia Social pela Universidade Federal de São Carlos (Ufscar). Realiza estágio pós-doutoral junto ao Programa de Pós-Graduação em Antropologia Social da Universidade Federal de Mato Grosso (PPGAS/UFMT), onde também é professora colaboradora. É pesquisadora associada ao Núcleo de Estudos de Cultura Popular - Caleidoscópio (CNPq/UFMT).

E-mail: flaviacarolinac@gmail.com

Orcid: 0000-0002-4101-8632

Geraldo Majela Cáffaro

Professor efetivo de Literaturas de Expressão Inglesa na Unimontes - Montes Claros, membro permanente e coordenador adjunto do Programa de Pós-Graduação em Estudos Literários dessa instituição. Possui título de doutor em Literaturas em Inglês pelo Programa de Estudos Literários da UFMG, tendo realizado estágio de doutorado sanduíche na USC (University of Southern California, USA) em 2013.

E-mail: gmcaffaro@yahoo.com

Orcid: 0000-0002-6312-8103

Henrique de Oliveira Lee (李嘉哲) (org.)

Professor do Departamento de Psicologia do Programas de Pós-Graduação em Psicologia e do Programa de Pós-Graduação em Estudos da Linguagem na Universidade Federal de Mato Grosso (UFMT). Doutor em Literatura Comparada pela UFMG. Possui estágio pós-doutoral na University of California at Irvine. Coordenador do Laboratório de Psicanálise, Subjetividade e Linguagem LaPSuLi/UFMT.

E-mail: holiveiralee@gmail.com

Orcid: 0000-0002-3062-0222

Kohei Watanabe (渡辺浩平)

Pesquisador visitante no Museu Nacional de Etnologia, Japão. Doutor em Antropologia Cultural e Estudos Indígenas da América do Norte pela Universidade de Rykkio, Japão. Conduziu pesquisa etnográfica de longo prazo na Reserva da Nação Navajo nos Estados Unidos, com foco especial na investigação sobre harmonia e alegria comunitária por meio do ritual de peyote.

Orcid: 0000-0003-0662-8002

Natanael Naramoto Palazin

Graduando de Psicologia na Universidade Federal de Mato Grosso (UFMT). É bolsista de Iniciação Científica, orientado pelo professor doutor Henrique Oliveira Lee, pesquisando sobre os efeitos da Ayahuasca nas narrativas dos participantes de Religiões Ayahuasqueiras.

E-mail: natanaelpalazin@hotmail.com

Orcid: 0000-0002-9684-8430

Takeshi Goto (後藤健志) (org.)

Bolsista de pós-doutorado da JSPS na Universidade Ritsumeikan (Japão). Docente da Universidade de Shinshu (Japão). Pesquisador visitante do Museu Nacional de Etnologia (Japão). Doutor em Antropologia Social pela Universidade de Tsukuba (Japão). Áreas de atuação: antropologia ecológica, estudos de ciência e tecnologia, e estudos amazônicos. Realizou pesquisa etnográfica em diversos assentamentos do MST em Mato Grosso (Brasil). Seus interesses de pesquisa incluem: aspectos múltiplos da dinâmica ecológica na Amazônia contemporânea.

E-mail: gotou_takeshi@hotmail.com

Orcid: 0000-0003-2406-8010

Tatsu Hirukawa (蛭川立)

Professor associado na Universidade de Meiji, Japão. Pesquisador visitante do Centro Nacional de Neurologia e Psiquiatria do Japão. Mestre em Antropologia Natural e Estudo de consciência pela Universidade de Tóquio, Japão. Seus trabalhos de pesquisa investigam a consciência humana a partir de uma abordagem interdisicplinar entre Ciência Natural e Antropologia, com focos especiais no xamanismo, meditação, experiência de quase-morte, e psicodélicos.

Homepage: http://www.isc.meiji.ac.jp/~hirukawa/

Orcid: 0000-0001-7625-1955

Yuichi Ishikawa (石川勇一)

Professor do Departamento de Estudos Humanos e Sociais, na Universidade Feminina de Sagami, Japão. Mestre em Psicologia Clínica pela Universidade de Waseda, Japão. Investiga a ligação entre Psicoterapia e Budismo por meio das práticas corporais como shugendō no Japão, budismo theravada na Myanmar e Tailândia, e ayahuasca na Amazônia.

Homepage: http://www.sagami-wu.ac.jp/ishikawa/

E-mail: y-ishikawa@isc.sagami-wu.ac.jp

Orcid: 0000-0001-6624-4161